対人関係療法で

ストレスに負けない自分になる

日本能率協会マネジメントセンター

はじめに

　ストレスが恒常化している現代社会。「上司のパワハラ」「周囲の輪に入れない」「結果が出せない」「自己嫌悪」「過重労働」「サービス残業」などなどあなたの周りにはいろいろなストレスの種がまかれている状態でしょう。

　上で挙げたような例に当てはまらなくても、職場で、在宅ワークで、さまざまなつらい思いをしているからこそ、あなたはこの本を手に取ったのでしょう。生きていて直面する心の問題には、それぞれのケースに応じた解決策があります。本書は、各々の場面に応じたケーススタディを皆さんにお伝えしていきます。

　まず、あなたに覚えておいてもらいたい大事なことがあります。それは、「会社はあなたの心を守ってくれない」という現実です。ほかの誰でもない自分自身の心を守れるのは、あなた以外にはいないのです。いきなり厳しいことをいうようですが、これは動かしようがない事実です。でも安心して

ください。この本は、あなたが無理をしなくても自分の心を守っていくコツをお伝えするためにあります。

　日本では「勤勉さ」が重要な美徳とされていますが、それがあなたに大きなプレッシャーを与えているのではないでしょうか？　「ちゃんとしなくちゃ」「頑張らなくちゃ」と、常に100点満点を目指して、日々の仕事のなかで心がすり減り、ついには折れてしまうという人が多いようです。

　大切なのは「人生は60点で合格」と考えることです。「失敗することもあれば、成功することもある」「うまくいかないこともある」と、まずは「100点満点ではない自分」を受け入れたうえで、悩みに向き合っていくことで、解決のスタートラインに立つことができるのです。

監修　井上智介

対人関係療法でストレスに負けない自分になる

STEP 5　心を軽くする5つのテクニック

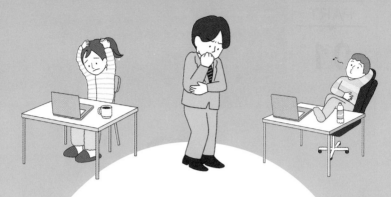

STEP 1

今、職場では何が起きている?

コロナ禍によって、私たちの職場環境は激変しました。もともと過重にのしかかっていたストレスに加え、コロナによるワークスタイルの変化によって、ストレス要素が増えたのです。

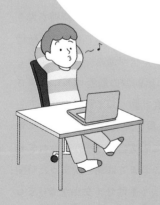

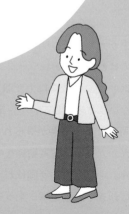

コロナによって
激変した職場環境

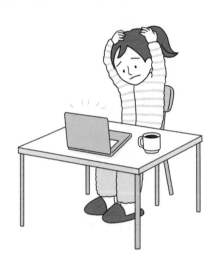

働き方が大きく変わった２０２０年

　２０２０年の新型コロナウイルス感染拡大以降、多くの職種で働き
方が大きく変わりました。デスクワークを中心に在宅でもできる職種
ではどんどんテレワーク（リモートワーク）化が進み、会社によって
は今後、新型コロナが収束しても従来の出勤型の勤務体系には戻さ
ない、と表明している企業もあるほど。会社側からすれば、在宅でも
同じような結果が得られるのなら、従業員の交通費や事務所維持費
がかからない在宅勤務を中心にしていくことも当たり前かもしれませ
ん。一方、労働者側はどうでしょうか。これまでは朝、決まった時間
に起きて通勤電車に乗って出勤する、という生活サイクルがありまし

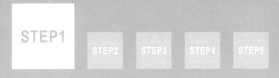

た が、それがなくなり環境の変化に戸惑っている人も多いといわれています。

　自宅にいる時間が増えた方は「職場の仲間とのコミュニケーションがなくなり、むしろ会社に行っていたときよりもストレスが増えている」と感じているかもしれません。オフィスにいれば、分からないことがあればすぐに聞けましたが、在宅では電話やメールなどで質問するしかありません。仮に急ぎの用だった場合、それによってレスポンスが遅いと非常にストレスがたまります。

人間はどんな環境にも適応できる

　人間は取り巻く環境に変化があると、適応しようと自らを変化させます。生きていくには重要な能力のひとつといえるでしょう。人は普段から暑い、寒い、眩しいなどさまざまな情報をキャッチしてそれに対して適応していく能力を備えています。生命活動を維持していく上で不可欠な能力でしょう。

　しかし、裏を返せば環境の変化に慣れていくには体が常に闘っているような状態です。変化が起きれば起きるほど、変化が大きければ大きいほど、戦いの規模も大きくなり、知らず知らずのうちにストレスがたまってしまうものです。

　特にこのコロナ禍は自らが望んだことではありません。ストレスがたまる割合はより高いといえるでしょう。

自分のことは自分で守る

　ストレスがたまって心身に不調をきたしたとしても、会社はあなたを守ってはくれません。もちろん、働き方改革が進んだおかげで休職など一時的な救済措置が行える企業は増えたでしょう。しかし、働けない期間が長くなれば、解雇は避けられたとしても給与が支払われないなどの不利益を被ります。

　会社としては、どんな理由であれ働かない人に賃金を払えるわけはありません。

　現代は自分の健康は自分で守る時代といっても過言ではないでしょう。そして、自分自身の健康や生命は何よりも大事なものです。どれだけ無理をして限界を突破し、誰かの期待に応えたとしても、健康な心身や生命を失ってしまっては意味がありません。

　現代社会ではうつ病など、精神疾患と診断される人の数が年々、増え続けています。その理由には「社会の余裕のなさ」があげられるのではないでしょうか。

　昭和30〜40年代の高度経済成長期を経て、バブルなど昭和の時代の日本経済は右肩上がりの一途でした。それが平成初期のバブル崩壊から景気の低迷が始まり、リーマンショック、コロナ危機などでこの十数年は停滞が続いています。

　アベノミクス効果で景気が上向いた、と報道されることもありましたが、実際に企業で働いている人でその好景気を体感している人はごくわずかでしょう。人手不足が続き、仕事量だけは増えたのに給料やボーナスは変わらない…という状態が続けば、ストレスや疲労

がたまって、いつかは心身を病んでしまいます。

　かつての日本企業では終身雇用が約束され、給料も年々、アップしていく時代がありました。しかし、現在では世界に名だたる有名企業でさえ終身雇用を守っていくのは難しい時代です。時代は変わっているのに、企業で働く労働者側には「大きな会社に勤めていれば、何かあっても安心」とかつての感覚を拭い切れていない人も多いようです。

　最終的に頼れるのは自分しかない、という認識を持って自分自身のメンタルケアをするようにしましょう。

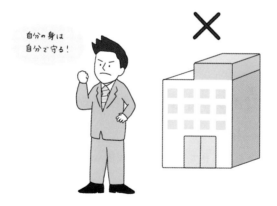

自分の身は
自分で守る！

POINT

会社は頼れない
自分は自分で守る

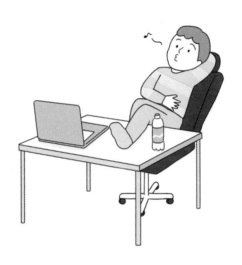

なかなか対面ができない現状に不安

　在宅ワークが広まったことにより、人と触れ合う機会が激減しました。毎日、顔を合わせていた職場の同僚や上司と、たまにオンライン会議で顔を合わせる程度です。

　これにより、職場にいる苦手な人と顔を合わせなくても済むようになり、在宅ワークの方が気楽に働ける、という方も少なくないでしょう。一方で、深い孤独を感じている人も増えているそうです。

　家族と同居している人はまだいいかもしれません。一人で暮らしていたとしたら、「会社に行かないので、誰とも会話をしない日がある」「職場で雑談がてら相談できていたことができなくなった」「夏休

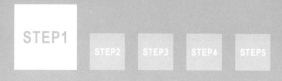

みや年末年始の休みも移動がしにくく、郷里の家族や友人になかなか会えない」など、この１年余りで人との関係は確実に希薄になったと感じられるのではないでしょうか。人に会えず、一人で過ごすことが増えれば当然孤独を感じやすくなります。

つまり、「自分は一人ぼっちで、誰も相談相手がいない」と思い悩んでいる人がこの一年で増えているのです。

在宅ワークが増えたことで会いたくない人の顔を見なくて済む、などの利点はありますが、オンラインでのコミュニケーションが中心になると、従来は相手の顔色や反応で推測できたことが分かりにくくなる現実があります。

「上司はちゃんと自分を理解してくれているのだろうか」「〇〇だと誤解されてしまったのではないか」といった疑念が次々と浮かんできて、疑心暗鬼になりがちになるのです。

つらい気持ちは一人で抱え込まない

当たり前のことですが人間は、常にいいことばかりが起こるわけではありません。表向きは順風満帆な人生を送っているように見えても、人に見えないところで一生懸命もがいているような人もたくさんいるはずです。

ただ、つらいことがあったときの波の大きさの感じ方は、人によって違うようです。人間は悪いことが起こったときの方が大きく感じやすい傾向があります。

　例えば、「1000 円札を落としてなくしたときのショック」と「1000円もらったときの喜び」はどちらが大きいでしょうか。多くの人は1000 円札をなくしたときのショックの方が大きい、と答えるのではないでしょうか。

　また、人間はひとつでも悪いことがあると、それが心の傷になって引きずってしまうこともありがち。トラウマなど、その典型例ではないでしょうか。そうした傷が積み重なり、「人生がまったくうまく行かない」と思い込んでしまう人も少なくありません。

　そのような人に共通する特徴として「ネガティブな気持ちを吐き出す場所がない」ことが挙げられます。また、特に男性に顕著ですがカウンセリングなど気持ちを打ち明けられる場所があったとしても、他人に自分の悩みを打ち明けることに羞恥を感じて、すべてを自分一人で解決しようと抱え込んでしまいがちです。

　抱え込まないコツは、相談ができて信頼に足る相手を見つけること。家族や友人に話しにくいことも、まったくの第三者である精神科医やカウンセラーが相手なら、気楽に話せるのではないでしょうか。

開き直ってしまうのも手

　どうしても誰かに話すことが難しい場合は、自分の考え方を変える必要があります。そのために最初に行うことは「現状の自分を受け入れる」ことでしょう。うまく行かない人生を丸ごと受け入れた上で、自分なりに十分努力していることを評価してください。

「人生、こんなものかもな……」と割り切って考えることもときには必要。何でも100点満点にこなせない自分の存在に気づくことができるのではないでしょうか。とはいえ、ご安心ください。何でも満点の人など、世の中の人にはほとんどいません。もしも、明らかに自分の限界を超えるような苦しみやつらいできごとがあったら、一人で解決しようとするのは厳禁です。仮に一人で解決できたとしても、あなた自身が精神的に大きなダメージを負ってしまいます。

一人で解決しようとするなら、「自分のできる範囲内でやろう」と割り切った感情を持ちながら進めていくことが大切になります。

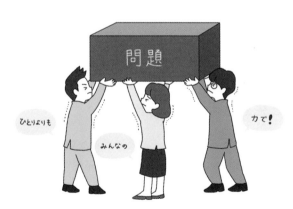

POINT

人生100点は不可能
自分のできる範囲で

日に日に
増している
将来への不安

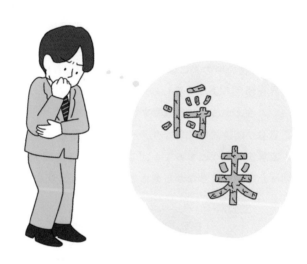

現代ほど先が見えにくい時代はない

　今ほど将来への不安が増大している時代はないかもしれません。特に新型コロナウイルスの感染拡大以降は、不透明さが一層増したと言ってもいいでしょう。

　テレビをつければ、毎日の感染者数など暗いニュースばかり。コロナは本当に収束するのか、経済へのダメージはどれぐらいになるのか、今後の働き方はどうなるのかなど、考え出せばキリがなくなってしまいます。

　先が見えないということは、これから進む道が闇に包まれているようなもので、その先がどうなっているのかは行ってみないとわか

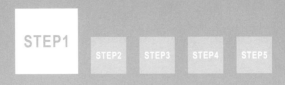

らない、という状況です。人間は、そのように実態が分からないもの
に対して強い恐怖心を抱きます。

　これはどんなものに対しても同じで、仮想通貨などにも共通しま
す。仮想通貨に対しては、さまざまな評判がありますが、今ひとつど
んなものかわからないため、危険なものではないか、だまされている
のではないかという疑念を持っている人も多いのではないでしょう
か。

Withコロナ時代はストレスがたまる

　新型コロナウイルスを根絶する「ゼロ・コロナ」を目指す、といっ
た論調も見受けられますが、残念ながらコロナウイルスを根絶させ
ることは不可能、という見方が一般的です。

　つまり今後、人類は新型コロナウイルスとの共生を余儀なくされ
ます。そのため、コロナに関する不安は常にどこかで感じるように
なる可能性があります。「不景気が加速して、勤め先が倒産したら
どうしよう…」「感染したら、誹謗中傷されるのではないか」など、
おびえ続けている人も多いかもしれません。

　さらに無理やりコロナ禍に放り込まれてしまっているため、生き
ていく上ではどうしてもコロナがつきまといます。仮想通貨のよう
に、不安を感じたら近づかなければいい、といった類の話ではない
のです。

　いや応なしに常に何らかの対処を考えながら生きることを求めら

れるため、情報を頭に入れて最適な道を選び続ける必要があります。これは脳にとっては大変、疲れる行為ですし、多大なストレスがかかってしまいます。

不透明な未来よりも今に集中する

　コロナ禍でもそうですが、不透明な未来のことをいくら不安に思ってもキリがありません。私たちにできることは「今に集中すること」しかないのではないでしょうか。遠い未来から視点をずらし、今やるべきことに集中するのです。

　特に現代はやるべきこと、集中すべきことが多すぎて、今に集中と言われても何から手をつけたらいいかわからない人も多いと思います。そういう人は紙に書き出してみましょう。

　例えばいくつもの仕事を抱えていて、「あれもこれもやらないと……本当に終わるだろうか」という不安に感じているとしましょう。その場合はこんな風に描いてみましょう。

　A　経費精算書の作成
　B　客先への見積り作成と資料作成
　C　部下へのレクチャー
　↑これらをどれからやればいいかわからない。

　ポイントは「どれからやればいいかわからない」という不安もそのまま書き出すこと。すると、これからやらなければならない作業が「見

える化」されて、優先順位がつけやすくなります。また、Bに集中すると決めたら、AやCのことはいったん忘れましょう。AやCもいずれはやらなければならないのですが、とりあえずはBに全力集中します。器用な人でもない限り、同時に別のことを進めるのは困難ですから、まずはひとつのことに集中することが大切。そして早くにBを終わらせるためにはどんなことが必要かを考えます。無事に済んだらA、Cと取り掛かって行けば、不安は自ずと消えていくでしょう。

　ビジネスを例に説明しましたが、コロナ禍においても、コロナにかからないために何をすべきか、不安に思っていることを書き出して、まずひとつのことに集中すれば、気持ちが楽になれるのではないでしょうか。

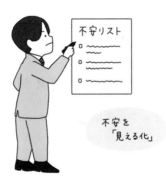

不安を
「見える化」

21

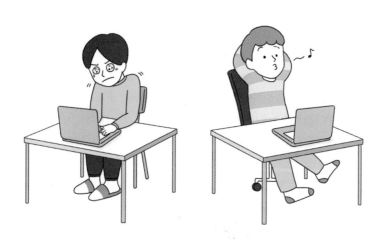

在宅勤務はオンオフの切り替えが難しい

　新型コロナウイルスの感染拡大は、人々の生活様式を大きく変えました。中でも、多くの人にとって最も大きな変化があったのは働き方ではないでしょうか。

　在宅勤務が普及したことにより、仕事とプライベートの切り替えが難しくなったという意見を目にするようになりました。

　確かに、これまでは職場＝仕事をする場所、自宅＝プライベートな時間を楽しむ場所だったのですが、自宅で仕事をするようになるとその境目がなくなって、公私の区別がつきにくくなってしまうのも無理のないところかもしれません。

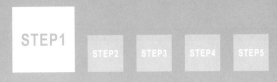

「出社の必要がなくなったので朝、どうしても決まった時間に起きられない」「仕事をしようと思うけど、気持ちが仕事モードにならない」「小さな子供がいるので、オンライン・ミーティングの時間に迷惑にならないだろうか」「勤務時間が終わっても気分的に仕事モードのままで、気が休まる暇がない」……。

多くの人はまだ、自宅で仕事をすることに慣れていないので、さまざまな心配が続出するでしょう。また、ビジネスである以上、その慣れない環境でも結果を出すことを求められるため、不安も後からどんどん出てくるでしょう。毎日出勤していたときよりも多くの不安やストレスを感じている人も増えていると考えられています。

しっかり睡眠をとって交感神経を休ませる

在宅勤務だとオンとオフの切り替えがしにくいため、働きすぎてしまうことも問題視されています。

オフィスに出勤していたときなら、終業時間とともに職場を出て帰宅することができたため、気持ちの上でもメリハリのついた働き方ができました。それが在宅勤務に切り替わったことにより、「あと1時間、頑張って仕事を終わらせよう」と、働きすぎてしまう傾向があるようです。

在宅勤務では、通勤時間がなくなったため、仕事の効率はアップした方がいるかもしれません。だからといって働きすぎると、心身を激しく摩耗させてしまうでしょう。

　人間には自律神経が備わっています。体内をベストな状態に保つため常に働いている神経です。自律神経には集中しているときや昼間に活発になる交感神経と、リラックスしているときや夜に活発になる副交感神経があります。

　仕事を頑張っている時間は、いうまでもなく交感神経が刺激されています。ただ、交感神経が刺激され続けると、血圧の上昇を招き、脳や心臓への負担が大きくなります。

　この負担が続くと脳卒中や心筋梗塞など、命に関わる重大な病気にかかるリスクも高まります。そしてそれらの疾患は過労死の原因になるのです。交感神経を休めて、こうした重大な疾患を防ぐためには、睡眠時間の確保が極めて大切になります。しかし、睡眠の大切さは見落とされがちなもの。つい頑張りすぎて、満足な睡眠がとれない、ということにもなりがちです。

　こうなると交感神経がどんどん疲弊していきます。正常な判断力さえなくなり、休むべきときに休むことが非常に難しくなってしまうのです。最終的にはストレスから心身がつぶれてしまうでしょう。

コロナ禍では
自律神経を乱す人が増えている

　在宅勤務が増えたことで、自律神経のバランスを崩す人が増えているといわれます。その理由として在宅勤務では、自宅か職場かがわからなくなってしまうことが考えられます。これは交感神経と副交感神経のどちらかが常に優位に立っている状態。ある人にとっては、仕事を終えて本来はリラックスできる時間も常に緊張状態にあったり、またあ

る人にとっては自宅にいるようなくつろぐ感覚が抜けきらず、仕事に集中できない、といったことを招きやすくなってしまいます。自律神経が乱れた状態が続いた結果、眠れなくなったり、疲れが取れにくくなったり、気分が落ち込む、胃腸が不調になるなど、心身に不調が出やすくなります。在宅ワークでは出勤する必要がなくなり、一見働く人の負担が軽減したようにも見えますが、**以前にも増して自己管理能力が求められる時代になったともいえそうです。**

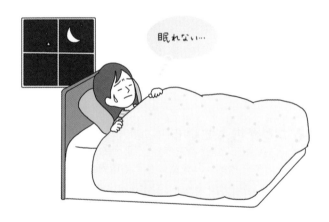

眠れない…

POINT

在宅ワークは
自己管理能力が重要

本当にそんなに
「考えること」は
必要なのか？

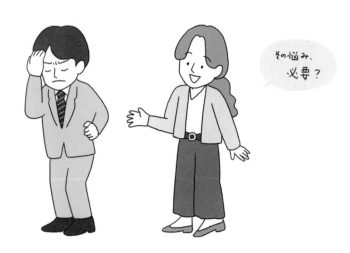

その悩み、必要？

考えることが増えている

　現代はインターネットの普及によって情報は膨大になりました。ネットの情報は玉石混交なため、気が休まる暇がないほど、「考えること」に満ちているといっていいでしょう。

　そのため、人々は常に何かを考えながら行動することが強いられます。昔に比べて便利になった反面、過酷な環境でもあります。

　どうやったら生き延びられるかというプレッシャーに満ちた現代は、サバイバルな環境で身も心もぼろぼろになりがち。だからこそ、積極的に休むことは極めて重要になります。

　休むために最も簡単なのは「考えなくても済むことは忘れる」とい

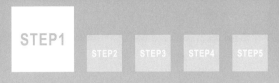

うことでしょう。生き残るためには、つい新しいことを手に入れよう
と考えがちですが、むしろ手放していくことが大切。

　「こんなことをして、世間の人から馬鹿にされないかな」「上司から
どう思われているのか」「幸せって何だろう」など、考えなくてもいい
ことはすっぱりと忘れてしまいましょう。

　こういったことは考えだすとキリがなく、また答えもなかなか見
つけにくいものです。心が苦しくなるようなことを考えるのはやめ
て、もっと楽に生きることをおすすめします。

　昭和のようにおおらかな時代ではありません。まずは住む家が
あって、食事に困らない賃金が得られていれば、とりあえずはよしと
する割り切りもときには必要になるのではないでしょうか。

心が疲れると体にまで影響がある

　あまりにもたくさんのことを考えすぎてしまうと、次第に心が疲
弊してきます。そして、その状態を放置すると体にまで影響が出て
きてしまうのです。

　体の病気に関しては、早期発見・早期治療が治癒への近道になる
という知識は知れ渡ったといえるでしょう。しかし、心の病気に関
しては、まだまだ早期発見・早期治療への意識が低いのが現状です。

　特に日本では、精神科や心療内科を受診することへの抵抗感があ
るため、不調を訴えて病院を訪れたときには症状がかなり進行して
いるケースも多いようです。では、メンタルヘルスに関しても早期

発見ができるようにするためには、どのようなことに気をつければ
いいのでしょうか。心と体はつながっています。心の不調は必ずと
いっていいほど、体にも表れます。そこでまず一番に意識するべき
ことは「体から限界を示す SOS に気づくこと」。

　「疲れ、痛み、炎症・微熱」の症状があるときは「心の SOS が出
ている可能性がある」と考えた方がいいでしょう。

心の疲れが体に表れたときの
3大症状を知る

■疲れ

　精神に過剰なプレッシャーを受けると人はヘトヘトになります。常に体
が重く、疲れた状態ですが、多くの人はこれが心の発するSOSだと気づ
かず、さらに頑張ってしまいます。

　日本人に特有の現象かもしれませんが、「つらいときほど無理して頑
張る」という美徳意識がそうさせるのかもしれません。言うまでもなく、
それでは逆効果。人間のエネルギーには限界があります。疲れを無視し
て走り続けた結果、人生が狂ってしまうほど精神を病む人がたくさんい
ます。

■痛み

　精神的に追い詰められると、人は頭や胃に痛みを感じることが多い
ことが明らかになっています。とはいえ、我慢しようと思えばできる鈍痛
が多いので、市販の薬を飲みながらだましだまし続ける人が多いようで
す。

　しかし、それでは何の解決にもなりません。この症状をなくすために

は、痛みの根本になっている悩みを取り除くことが近道なのです。

■炎症・微熱

　　最も自覚しやすい症状かもしれません。37℃程度の微熱が続き、どうも体が重い、といった症状が出ます。

　　複雑な現代社会の荒波を泳ぎ切るには、まずは健康な体が資本です。心が発するSOSは絶対に無視をせず、しっかりとした休息をとることが大切です。

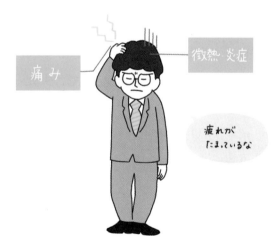

POINT

3大症状を知って
心の疲れをリサーチ

心のメンテナンス法①：
ボディスキャン法

考 えなくてもいいことを自然と考えずに済む強い心を育むには、まず体の変化に敏感になることを習慣づけましょう。心と体には強い相関関係があります。不満はまず体に現れて、その後、心にも現れてくるのが一般的です。つまり、体の調子をモニタリングすることで、心に影響が出る前に対処をすることができるのです。ポイントは、熱が出たり頭痛がしたりという分かりやすい危険サインではなく、その手前にある「不調のサイン」を察知することです。とくに緊張状態にあると、「不調のサイン」を察知しづらくなるので、注意が必要となります。その際に有効になるのが「ボディスキャン法」です。CTスキャンで全身を撮影する感覚で、体の各部位に意識を向ける方法で、やりかたは意外と簡単です。次の手順で、全身をチェックします。

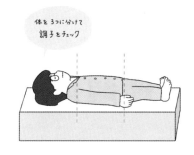

体を 3つに分けて
調子をチェック

1. 横たわる。

2. 首から上に意識を向け、その中で疲れが出やすい3つ
   の部分に集中する。

3. 上半身に意識を向け、その中で疲れが出やすい3つの
   部分に集中する。

4. 下半身に意識を向け、その中で疲れが出やすい3つの
   部分に集中する。

　首から上、上半身、下半身、それぞれから3つの部位
を選び、それぞれの部分が普段と違いがないか、日ごろ
からチェックを行うと、体からのSOSを素早く察知し
て、解決策を練られる可能性が高まります。

STEP 1

理解度チェック

- □ 会社ではなく自分で
  ストレスから身を守る

- □ 完璧な人生は難しいので
  自分のできる範囲で満足する

- □ 不安をそのまま書き出して
  「見える化」する

- □ 在宅ワークは
  自己管理能力が重要

- □ 3大症状を知って
  心の疲れをチェックする

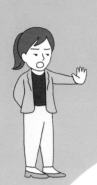
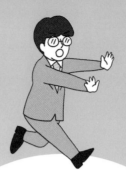
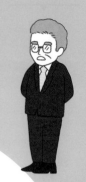

STEP 2

人間関係を見つめなおすための
ケーススタディ

上司との関係、同僚との付き合い、そして、
在宅ワークによって生まれた「孤立」。日々の
コミュニケーションから生まれるストレスとの
向き合い方とは?

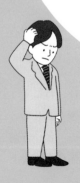
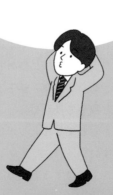
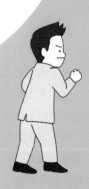

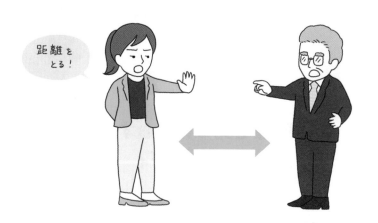

嫌な上司との関係

　世の中にはいろいろな人がいるもの。組織の中にもたくさんの人がいます。自分とまったく気が合わない上に尊敬できる点もない、そんな人が上司になってしまったら最悪です。

　さまざまな人が在籍する大きな組織に勤めている人は、特にそう感じていることでしょう。悲しいかな、部下は上司を選べません。

　嫌な上司のいる会社など辞めてほかの会社に転職する…という選択肢が浮かぶ方もいるかもしれません。しかし、転職先にも嫌な上司がいる可能性はあります。

　今ではパワーハラスメントに対する意識の高まりから、頭ごなし

STEP2

STEP1 STEP3 STEP4 STEP5

に怒鳴るような上司はかなり少なくなったと思いますが、それでもことあるごとに嫌みを言ってくるような上司は避けたいところ。

多くの場合、そうした嫌みな上司は職場の同僚からも嫌われているものです。そのため、あなたが理不尽なことで怒られたとしても「あの人はそういう人だから、気にしないことだよ」などと慰めてくれるかもしれません。

しかし、ネチネチと言われると少しずつ効いてきて、「でも言われない人もいるし、やはり自分は駄目なのかな…」と自分を否定し始めてしまいます。

また、そういう上司は特定の誰かをターゲットにして攻撃しがちです。スケープゴートにされたとしたら、たまったものではありません。

上司とは距離をとって接する

上司のさらに上に位置する人や社長に直訴する、という方法もありますが、それがきっかけとなって「あいつが告げ口した！」と逆恨みされ、エスカレートするリスクがあります。会社に勤めている以上、真っ向から上司に歯向かうのは得策ではないでしょう。

ここは相手を変えようと思うのではなく、自分を変えることで対応する必要があります。その際の大原則は「距離を取ること」です。まずは物理的に上司に近づかないようにしましょう。極力、上司と接しないようにするのです。

　そうして上司の存在が離れたら、今度は心理的にも距離をとります。このとき、うつ病の治療などにも用いられる「メタ認知」が有効になるでしょう。メタ認知を簡単に説明すると、「鳥になった気分で、自分の存在やその環境を第三者的に上から俯瞰する」というもの。

　おそらく、嫌な上司の存在というのは自分の中でどんどん巨大化していることでしょう。でも、その上司はあなたの生命や財産を奪うような驚異でしょうか。メタ認知を利用して「上司など自分の人生に与える影響は小さい存在」と認識を変えてしまうのです。

　今後、その上司と接する際には、上から目線で流してしまうことを心がけてください。相手と同じ土俵に立つのは禁物。必ず相手のペースに引き込まれて、元の木阿弥になってしまいます。

　「部下に嫌な思いまでさせて、必死に頑張っている自分が大好きな哀れな人だ…」くらいに内心、上司を見下してやるのです。

　そして何を言われたとしても受け流してしまいましょう。相手はあなたの気持ちを理解できない人なので、真面目に対応しても論理の矛盾点を粗探しされて粘着してきます。大人の対応が大切です。

仲間を作ることも有効

　ほとんどの場合、そのような嫌な性格の上司は同僚からも快く思われていません。もし、近くにその上司を嫌っている仲間がいれば、孤独感から抜け出すこともできる上、仲間から精神的なサポートを受けることも考えられるでしょう。しかし、仲間にする人のことはよく見極めてくださ

い。仲間だと思っていた人が上司とつながっていて、相談したことが筒抜けだった、ということも考えられなくはありません。

　有効な方法としては、**職場のメンバーがあなたと同じように上司に責められるのを目撃したら、後からそっと「あなただけじゃないよ」と声をかけて仲間にすることがあります**。もしも同じ職場内で仲間にできそうな人がいなければ、家族や友人、別の部署の同僚や先輩など、誰でもいいのでサポートしてくれそうな人を味方につけてください。**絶対に一人で戦わないことが大切です**。SOSも出せないぐらい精神的に追い詰められる前に、胸の内をさらけ出せる相手を見つけておけば心強いでしょう。

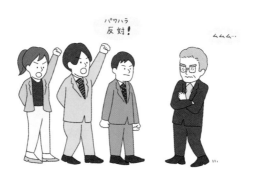

POINT

1人ではなく
仲間と一緒に立ち向かう

苦手な同僚：
いつかは終わる

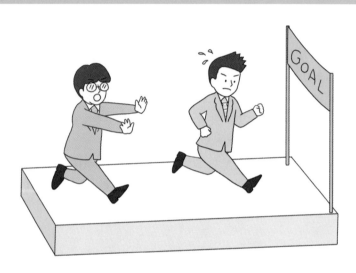

ウマが合わない人との関係はどうする

　さまざまな属性を持つ人が会社に勤めていれば、どうしてもウマが合う、合わないという問題は出てきます。そういう人と明日も明後日も顔を合わせて仕事をしていくのは苦痛です。

　「いつまで彼の顔を見るのだろう……」「会社に行きたくないな、辞めてしまおうか」と考えるのは自然なことです。

　人間は終わりの見えないものに対しては大きなストレスを感じるものです。終わりの見えない過酷なマラソンをしているようなもので、そんな状況が続けば、いつかは体調にも異変をきたすでしょう。

　例えば「このプロジェクトが続くのは、あと半年だから半年だけ我慢すればいい」と思うのと、「苦手な彼と組んで働くのがいつま

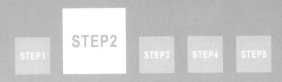

で続くかわからない」と思うのでは、ストレスの感じ方はまったく異なるでしょう。

終わりが見えると楽になる

　もし、嫌な人との関係がいつまで続くか分からない場合、期間限定思考をすることがおすすめです。いつまでなら我慢できるかを算定し、「ゴールが見えない」という心理的な恐怖心を拭い去るのです。

　私も、従業員から相談を受けると期間限定で我慢することを勧めています。「あと3カ月だけ我慢してみる！」と決めたとしたら、まずはその3カ月を耐え、どうしてもこれ以上続けられないと思ったときに改めて退職することを考えればいいのです。

　実際には、そうした期間限定思考を実践した人は期間が終わって、例え現状から変わっていなかったとしても、会社に残る人がほとんどという結果も出ています。

　開き直ると、人間は強くなるもの。期間限定思考を実践したことで、心に余裕が生まれてストレスの対象になる人と程よい距離感を取れるようになるからかもしれません。

　心身がボロボロになるほど疲弊しているような場合は、すぐにでも退職するべきですが、今すぐに動けないような場合は期間限定思考が役に立つのではないでしょうか。

嫌な気持ちを仲間で共有するのも手

　期間限定思考をするのが難しい職種も数多くあるでしょう。例えば接客業では、クレーマーのような嫌なお客さんでも対応することが求められます。

　初対面のお客さんから、キツイ言葉や攻撃的な言葉で責められると、ダメージは大きく残ってしまいがち。しかも、クレーマーは相手を困らせることに喜びを感じる人種ですから、何回もやってきたり、電話してくることが考えられます。相手が来るタイミングが分からなければ、期間限定思考も当然使えないでしょう。

　本来、そうした場合は会社に従業員を守る使命があるので「自分がしっかり対応しなければ!」と張り切る必要はありません。いくらお客さんだからといって、クレーム処理に向き合っていると、次第に心が削られてしまいます。そのため、まずは会社に相談して自分の逃げ道は確保しましょう。そのクレーマーが来る時間が分かっているなら、その時間は職場を離れることや、バックヤードに移動するなどして物理的に距離を取ることが大切です。

　また、同僚の前では遠慮しないでそのお客さんの悪口を口にしてください。嫌な客には、職場の仲間も閉口しているはず。みんなでその人の情報を共有することで、お互いが気をつけることもできるでしょう。

　そうやってストレスを発散させていくことはとても重要。一人で抱え込まないようにしてください。

　過剰なクレーマーには、孤独な人が多いという統計があります。定年退職後、独身で孤立して暮らしている人が、鬱積するストレス

やコミュニケーション不足からくる不全感などのはけ口を求めてクレームを申し立ててくる場合が多いそうです。そう考えると、彼らにも同情する余地はあります。しかし、逆に言うと、そういうクレームには必要以上に耳を傾けないことが重要です。もちろん正当なクレームも多くありますので、すべてをばっさり切り捨てられませんが、明らかな「クレームのためのクレーム」は、まともに取り合わずに、逃げ道をたくさん作っておきましょう。

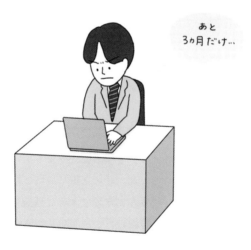

POINT

嫌いな人への愚痴は
仲間と一緒に

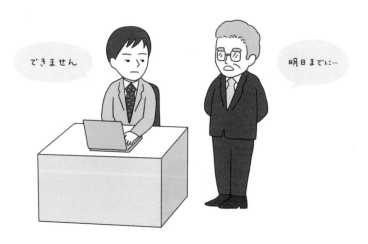

仕事を断るのはマイナスではない

　社会に出てある程度キャリアを積めば、先輩や上司から短納期で膨大な量の仕事を任されるなど、むちゃ振りされる機会も出てくるでしょう。こうしたとき、明らかに無理で本音では断りたいのに、「使えないやつ」と思われるのを避けたいあまり、引き受けてしまうことがあります。それに上司から短納期で仕事を頼まれるのは、「彼ならやってくれるだろう」と信頼されている証とも解釈できます。

　何とか期待に答えたいと思うあまり、多少無理をしてでも引き受けようとする気持ちは理解できます。しかし、自分でも仕事を抱えている中、短い納期で振られた仕事を仕上げるなら、残業や徹夜作業もいとわない気持ちが必要になるでしょう。こんなことを繰り返

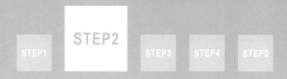

していたら、心身を病むのは時間の問題。自己防衛のためにも断るべきです。

とはいえ、上司や先輩から頼まれた仕事はなかなか断りにくいもの。そこで、「Yes と見せかけてやんわりと No と言う方法」が有効になってきます。

やんわりと断る技術

上司や先輩から頼まれたことを断るには、まずは急な仕事ができる時間的な余裕がない現状を伝えましょう。そして、その後で代替案を出すようにするのです。

代替案は代わりにできることや自分で作業ができる、可能な期間などを伝えるようにしましょう。上司から仕事を頼まれたときの会話はこんな感じです。

上司「3 日後までに今度のプロジェクトの資料をまとめておいてよ」

自分「今週は別に進行している仕事に追われていて、手一杯なんです」

上司「難しい？」

自分「いえ、自分の仕事は今週で終わるので、来週 1 週間いただければ可能です」

上司「そう。じゃ来週でいいから頼んだよ」

注意していただきたいことは、最終的に判断しているのは上司だ

という点です。上司から話を振られた段階で「できません」ときっぱり断ると、Yes・No の判定をしているのは自分ということです。

それに対して作業期間の代替案を示せば、それを受け入れるかどうか判断するのは上司。あくまでも主導権を握っているのは上司なので、プライドも守られることになります。

もしも代替案が受け入れられなければ、「それならしょうがないね。来週だと間に合わないんだ。仕方ないから今回は他の人に頼むよ」と上司も矛を収めやすくなるでしょう。

一見、断ってはいないように見えるかもしれませんが、現状を伝えて提案された日程では無理、と伝えているので、「Yes と見せかけてやんわりと No」と言っているのです。

交渉に慣れていない人は枕詞をつける

ただ、まだ職務経験が浅い若い人は、交渉に慣れていないことが多く、うまく断ることができません。そこで、相手を思いやったり熱意が伝わるような枕詞をつけると実践しやすくなるかもしれません。

「全力で取り組みたいので、1週間いただけないでしょうか」

「この状況で着手すると、注意力が散漫になりそうなので、ご迷惑になりそうなのですが」

というような調子で、華麗にスルーしてしまいます。むちゃ振りされたことを無理して引き受けてはいけません。

それすらもできないという場合は断ってしまうのも大事でしょう。

上司「○○くん、この仕事を頼むよ」

自分「今、余裕がないのでできません」

　ちょっとトゲがある言い方のようにも聞こえますが、無理に引き受けてしまい、徹夜の連続になって心身を壊すよりもはるかにましです。ただ、これも職種や社風に合った、より具体的な言葉を考えるようにしたほうがいいでしょう。

　職場の人にむちゃ振りされたことを相談してみるのも手です。もしも相談した相手の手が空いていれば、手伝ってくれるかもしれません。

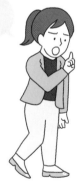
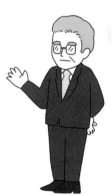

POINT

むちゃ振りに
無理して応えない

成功のプレッシャー：
失敗を考えない

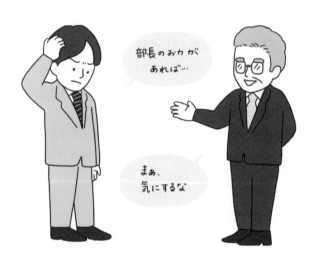

人間は完璧ではないと自覚する

　完璧を求められると、「失敗したらどうしよう」と臆病になるものです。ビジネスは結果で評価される場面も多いです。仮に失敗すると、上司から怒られ、自分の評価が低くなる……といった不安を抱き、どうしても弱気になってしまいます。

　しかも完璧を求めてくる人というのは、「私はいつも120%で頑張っている。失敗するのは努力が足りないだけだ」というようなモーレツ人間です。相手に落ち度もないので、失敗してしかられると自分の能力に問題があるのではないかと、自信喪失してしまうこともあるでしょう。

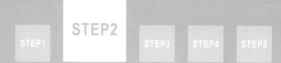

しかし、人間は完璧ではありません。どんなに努力をしても、失敗するときは失敗します。そんなに自分を追い込む必要はないのです。

そのことが分かっていれば、自分も完璧でない代わりに他人も完璧ではないと自覚できるでしょう。完璧を求める人は、「完璧な人間などいない」という当たり前の感覚がなく、「自分は完璧である」という自負が強い人がほとんどです。自分はちゃんとやっているという自覚が強いため、周囲にも同じレベルを求めてしまうのです。

多くの場合、そのような人の心の奥には承認欲求が根付いているもの。人から認めてもらいたいと思うあまり、自分にも他人にも完璧を求めてしまうのです。

とはいえ、巻き込まれる側はたまったものではありません。もしも同じレベルを要求されてつらいときは、相手の承認欲求をくすぐるようなやり方が効果的。

例えば、相手が望むレベルまで達しなかったときは「申し訳ございません、〇〇先輩ならうまくいったと思うのですが、自分はまだ未熟です」といった調子で、相手の能力を認めて気分を良くしてあげるのです。完璧を求めるあまり、感情的に怒られたとしても、少し大人の対応を心がけるようにしましょう。

完璧主義には確信犯の部分もある

完璧主義の人には、相手が完璧にこなせないと見越した上で100%の成果を求めることもあります。

むちゃな要求をすれば、相手は当然、完璧にはできません。そこで完璧主義の人は、自分に助けを求めてくると考えます。その結果、自分の方が上だと認識できて、承認欲求も満たされるという思考です。

そのため、常に完璧な仕事を求める人からプレッシャーをかけられたとしても、失敗を恐れて自分を追い詰める必要はありません。仮に失敗したとしても、自分を責めないで、相手の自尊心をくすぐって「やはり、すごいですね！」という方向に持っていきましょう。

「この人の承認欲求を満たす手助けができてよかったな」くらいの気楽な気持ちで取り組むことが大切です。

成功体験を重ねることで自信がつく

とはいえ、同じ失敗を繰り返すことは辛いですよね。失敗したら、何がその原因だったのかを探り、対策を考え、同じ過ちを繰り返さないようにすることが大切。

失敗の中から学んでこそ、成功につながるというものです。

自ら商売を営んで成功している人や、組織の出世頭の人の共通点のひとつとして「自信を持っている」ことが挙げられるそうです。これは必ずしも過剰な自信でも根拠がある自信でもありません。根拠がなくても、強い自信を持つことで、脳内からドーパミンが分泌されて集中力や思考力が高まるのです。自信は成功体験を繰り返すことで高まります。世の中、成功体験がない人は一人もいません。思いつかない場合は、ただ単に忘れているだけのことがほとんど。過去の失敗を強く引きずっている人も多いようです。例えば「遅刻はしないまでも寝坊癖があって、決まっ

た時間の電車に乗られない」という状態だったとしましょう。それを少しの工夫や意識改革で、毎日規則正しく同じ電車に乗れるようになった、ということも立派な成功体験です。

　仮に失敗したとしても、落ち込む必要はありません。もし途中で目標達成が難しいと思ったら、下方修正すればいいのです。

　そして成功したなら、今まで自信がなくて何もできなかったあなたが、自分で目標を立ててチャレンジし、達成した行為を褒めてあげてください。

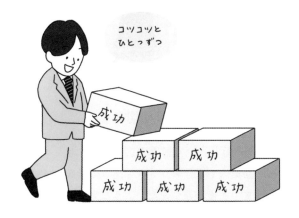

コツコツと
ひとつずつ

成功
成功　成功
成功　成功　成功

POINT

小さな成功を積み上げていく

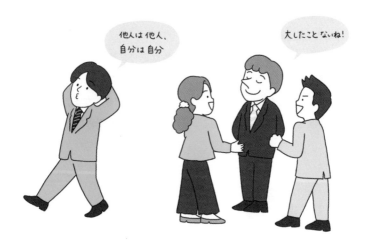

人は人、自分は自分、と割り切る

　「勝ち組・負け組」という言葉が広まったのは、この20年ほどでしょうか。企業内でも仕事ができて出世街道をまっしぐらな人を勝ち組、いつまでも役職がつかないような人を負け組、と呼ぶこともあるようです。

　こうなると、以前にも増して過酷な競争を意識するようになって、職場がギスギスした空気に包まれてしまいます。もちろん、人間には向き・不向きもありますし、性格も人それぞれ。成果に違いが出るのは当たり前のことです。

　思うような成果が出ないようなとき、人はうまく行っている人を

妬みがちになります。他人の成功を妬むということは、その人が真剣に仕事に取り組んでいる証でもあるため、必ずしも悪いことではありません。嫉妬心を今後の活力にすればいいのです。

　ただ、ひがみすぎてその人の邪魔をしてやろうとか、仲間外れにしてやろうとたくらむのは非常に不健全です。曲がった方向に思考が向いてしまうと、自分が進むべき道も見失ってしまいかねません。

　まず、誰かを妬ましく感じたらその人の背景に注目してみましょう。営業成績が抜群にいい同僚を妬ましく感じる場合は、なぜそこまで売ることができるのかを考えてみるのです。

　もしかしたら、その人は陰でものすごい営業努力を重ねているのかもしれません。成功している人は、見えないところでの努力は欠かさないものです。

　そうした点は参考にして、自分でも頑張ればいいだけの話。もしも背景を探ったところ、過剰な接待をしているなど、自分では受け入れがたいことがあったら、そこは無理をする必要はありません。

　「私にはあんなことはできないし、したくない」と思ったら、自分なりのやり方を考えればいいだけです。人は人、自分は自分という考えをしっかりと持って、自分ができることを積み上げていきましょう。

優越感と自己肯定感は異なる

　優秀な人への嫉妬心をバネに頑張った結果、あなたの営業成績も

飛躍的に伸びたとしましょう。今度はあなたが周囲から羨望の目で見られる番です。

　そうした目で見られれば、当然「私は周囲よりも会社に貢献しているし、評価も高い」と感じるでしょう。

　しかし、その状態は自己肯定感が高いといえるのでしょうか。残念ながら、全員がそのような状態とは限りません。周りと比べている間は、あくまでも優越感が高い状態なのです。

　自己肯定感と優越感に同じようなイメージを持っている人は多いと思いますが、両者の間には決定的な違いがあります。優越感は他人と比較することで初めて生まれる感覚であるのに対し、自己肯定感はそうではない、という点です。

上には上がいることを自覚する

　今、「私は部署の誰よりも頑張っているし、結果も出している!」と思っていたとしても、必ず上には上がいます。もし同じ会社にいなかったとしても、同業他社には必ずあなたよりも優秀な人がいるでしょう。それでは、「井の中の蛙、大海を知らず」という状態に過ぎません。

　実際に自分よりも優秀な人に出会わなかったとしても、メディアで自分よりも優秀な人を目にする機会は多いでしょうし、インターネットで自分よりもレベルが高い人を見つけようと思えば、簡単に見つけられます。

　自分よりも能力が高い人を見つけてしまったとき、優越感だけをモチベーションにしてきた人はシビアな現実を目の当たりにすることになり、

嫉妬心が頭をもたげてきます。もちろん、その感情を糧にさらに精進できるなら別ですが、全員がそのような高い意識を持っているとは限りません。そう考えると、他人と比較して自分の方が上だと、優越感に浸って満足している行為が虚しく感じてきませんか。

　一方、自己肯定感はいいときも悪いときも、それが自分自身だと認めることです。自分の能力や限界を認めることは勇気のいることですが、それができたとき改めて人のすごさや努力に気づくことができます。今後は優越感を持てるように努力するのではなく、自己肯定感を高く持てるように過ごしたいものですね。

うん、
上出来！

今月の成績

自分

POINT

優越感よりも
自己肯定感が大事

頭にきたとき：
やり返す必要はない

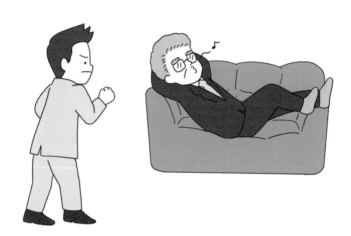

カチンときたらまずは冷静になる

　職場のメンバーが自分と気が合う人たちだけだったらいいのですが、世の中はそう甘くありません。いろいろな人がいて成り立っているのが会社組織というものです。

　運悪く、どうにも気が合わない人が上司や同僚になってしまうことも十分に考えられます。そのような人に頭ごなしに理不尽なことを言われたときは猛烈に腹が立つでしょう。

　その場で怒鳴り返したくなる衝動に駆られるかもしれませんし、人によっては何らかの手段で報復してやろう、と思うかもしれません。

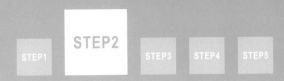

　しかし、職場で怒鳴れば他の社員の迷惑になりますし、法に触れる方法で報復をすれば、処分の対象にもなりかねません。

　ここは冷静になりましょう。気持ちを静める方法はさまざまですが、このようなときはタイムアウト法が有効です。

　タイムアウト法とは、ときがたつのを待つということ。ただし、じっと待つことは好ましくありません。トイレに行く、外の空気を吸いに行く、などその場を離れて怒りをクールダウンさせることが大切になります。

　一番やってはいけないことは、自分の席でじっと座って怒りを忘れるのを待つことでしょう。相手の顔も見えますし、言われたことが思い返されて、いつまで経っても怒りが収まりません。

　まずはその場を離れてしまいましょう。感情がすぐに収まることはなかったとしても、怒りのボルテージが10段階のMAXから9ぐらいになればいい、くらいに考えてください。

　ガミガミ言われたら、反論したい気持ちをぐっと堪え、「ちょっと席を外して考えます」「頭を冷やしてきます」と一言だけ言って、席を離れてください。そうすることで、相手の言葉をすべて飲み込んだわけではないという意思表示になる上、冷静になってから反論する余地を残すことにもなるでしょう。

　一度、頭を冷やして冷静になったところでまだ腹の虫がおさまらないようなら、改めて機会を設けて冷静に反論すればいいのです。

イライラさせる人の特徴

　とはいえ、そのときは冷静になれたとしても、またいつ何を言われるか分かったものではありません。どこの会社にも、コンプライアンス意識が低くて平然とパワーハラスメントをしたり、イライラすると部下や同僚に当たり散らすような人はいます。

　そのように常にイライラしている人には「他人に負けたくないので、どんなときも気を張っている」という特徴があります。自分を正当化することに長けていて、会議などの席では強引にでも周囲を自分の意見に従わせようとする傾向があります。

　また、良かれと思って助言や忠告をされても「反論された」「邪魔された」などと悪意にしか捉えることができず、他の人の意見には耳を傾けないところがあります。

　こういう人と付き合っていくのはとても厄介です。

合わない人はスルーするのも手

　常にイライラをまき散らす人と付き合うのは不快であることこの上ありません。どうしても我慢ができないようなら、そのような人とは心理的にも物理的にも距離をとってしまうのも手。

　極力話さない、近づかないことを徹底し、何か言われてもまともに取り合わなければいいのです。

　ただし、「どこへ行っても気が合わない人はいる」ということは覚えておくべきです。気が合わない人すべてと距離をとっていたら、キリがあり

ません。100点満点の理想郷なんて存在しない、と割り切った方が楽に生活できるでしょう。もし、イライラをまき散らす人との距離を取れない状況だとしても「無理しても仲良くなろう」とか「気に入ってもらえるために努力する」などとは考えないことです。

本人がその気にならない限り、他人を変えることなどまず不可能。自分がその環境でどう快適に過ごすかを考えた方が合理的でしょう。

仕事上で必要なら、さらっとした表面的な付き合いで十分です。他人の評価軸を中心に考えることはやめて、自分がどうしたいかという評価軸で物事を見ることをおすすめします。

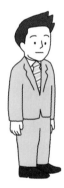
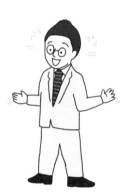

まあ、仕事だけの付き合いだし

POINT

「自分がどうしたいか」を評価の軸にする

リストラへの不安：自分もそうなるとは限らない

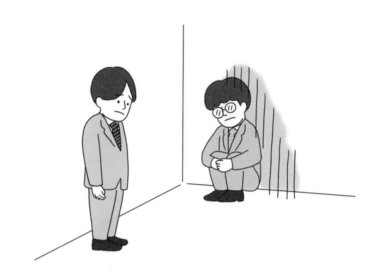

リストラが当たり前になった現代

　日本企業の特徴であった終身雇用が崩壊し、業績次第では名だたる大企業すら、リストラを行うことが当たり前になりました。失業に至らなかったとしても、賃金カットや希望退職者を募る企業がたくさんあります。

　しかも日本の場合、リストラが平然と行われながらも新卒一括採用という慣習は崩していない企業が多いため、別の企業に中途採用されるにも高い壁があるといえるでしょう。

　会社に勤めている人にとってはリストラによる失業は何としても避けたいところでしょう。同僚がリストラされたりすると、その負

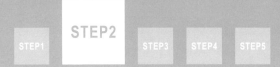

のオーラが職場内全体に広がり、「次は自分がリストラされるのではないか」と皆が常にビクビクした状態に陥りがち。

これは人間ならではの現象で「情動伝染」と呼ばれるものです。音叉が共鳴し合うように、気持ちが人から人へと伝染してしまうのです。

最近のバラエティ番組では人工的に笑い声が足されるようになっていますが、この情動伝染効果を狙っているものと考えられています。

情動伝染は人によって伝わり方に差があります。生まれついて強い人もいれば、それほどでもない人もいるのです。

HSPを備える人は情動伝染も強い

HSP（Highly Sensitive Person）とは、生まれつき極めて高い感受性や共感性の気質を持つ人を指す言葉です。HSPを備える人は、視覚や聴覚などの感覚が敏感で、生まれつき感受性が強いことがほとんど。

HSPの概念を提唱したエイレン N. アーロン博士によると、HSPは5人に1人の割合で存在するといわれています。

情動伝染が強い人は、相手のネガティブな気持ちも自分のことのように受け取ってしまいます。同僚がリストラされ、自分のことのように不安に思ったり、嘆いたりするのはある意味、とてもしんどいことです。相手の気持ちに感情移入しすぎてしまうと、いつか自

分の心身を病んでしまうでしょう。他人のことをわがことのように、喜んだり悲しんだりするのは心が優しいようでもありますが、そのために自分が病んでしまえば意味がありません。

　誤解してはいけないのは、**HSPは気質であって病気ではないということです。病気ではないので治療することはできません。**ですから、自分がHSPであるかどうか、どのような工夫をすれば生きやすくなるかを知り、それらを理解しながら付き合っていくことが必要になります。

　また、HSPは悪いことばかりではなく、ときには強みになることもあります。

　例えば、HSPの特徴のひとつである「ものごとを深く考える」という点は、言い換えると探究心の強さの証明にほかなりません。研究職や物事を突き詰める仕事への適性が高いと言えます。

　また、共感しやすいという特性は、介護や医療、教職、カウンセラーなど人の心と向き合う仕事にも向いていると言えます。

　生産性や効率ばかりが優先される現代は、HSPの人にとってはとても生きづらい時代かもしれません。しかし、まずはその気質を自分で肯定することから始めてみましょう。

自分なりのバリアを張って情動伝染を防ぐ

　情動伝染を防ぐには、自分なりのバリアを張ることが有効です。バリアといっても、特別なことは必要がありません。胸ポケットにペンを挿し込むだけでバリアになります。机に置いてあるティッシュボックスやペン

立て、パソコンなど何でもいいでしょう。物理的なバリアではなく、これが自分のバリアだと暗示をかけて、そこから先に感情が押し寄せないことを意識することが大切です。感情を受け取りやすい人は、ぜひこのバリアを利用して他の人の気持ちを過度に受け取りすぎないように意識してみてください。

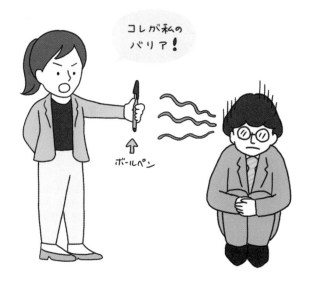

「自分だけのバリア」で
情動伝染を防ぐ

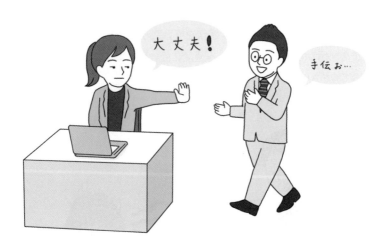

嫌なことの断り方

　世の中にはおせっかいな人がいるものです。どこの職場にも少数
ながらおせっかいな人がいるでしょう。仕事の上で、懇切丁寧に教
えてくれるのならまだしも、プライベートなことにまで踏み込まれ
るのは迷惑です。

　しかも厄介なのは、おせっかいをしてくる本人は親切心から行動
しているという点。むげに断るのは、何となく悪いように感じる人
も多いと思います。

　おせっかいな人は、自分の考えが正しいと思っているからこそ、
何かと口出しをしてくるのです。自分が何とかしてあげたい、正し

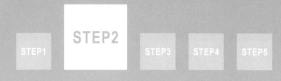

てあげたいと思っているため、自分の正義が相手にとっての迷惑などと考えもしないというのが一般的。このような人を相手にして下手に受け答えをすると相手を傷つけることもあるので、仕方なく相手の言いなりになってしまう……といった経験がある人もいるのではないでしょうか。しかし、それではキリがありません。本来は自分の意思で決めるべきことにどんどん口出しされ、最後には相手のペースに飲まれ、何もできなくなってしまうでしょう。もちろん、これはとてつもないストレスです。ですので、今後は「断ると悪い」という考えは捨ててしまいましょう。自分が感じている「嫌だ、迷惑」という気持ちを押し殺す必要はありません。

おせっかいの具体的な断り方

おせっかいに対する具体的な断り方のポイントは 3 つあります。

- まずは感謝の言葉を述べる
- 次に自分の気持ちをしっかり伝える
- 最後に少し迷惑している様子を出す

最近はさすがに少なくなったでしょうが、休日に上司から何かに誘われた経験はないでしょうか。例えば、スポーツ好きの上司から週末にテニスに誘われたとしましょう。

上司「君、休みの日は家でネットばかりやっているんだって？ それでは体に悪いから、今度の土日でテニスに行かないか？」

自分「お気遣いありがとうございます」

　上司「じゃ、君の分もコートの予約しておくよ」

　自分「すみません、せっかくですが、テニスは苦手なので遠慮させてください。それにたまにはウォーキングして運動しています」

　上司「それじゃ全然足りないよ。それに外食ばかりなんだろう？
　そうだ来月、私の田舎から野菜が送られてくるから、それも君に持ってきてあげるよ」

　自分「私は料理しないのでいただいても……（困り顔）。自分のことは自分で何とかしますから、大丈夫ですよ（キッパリ断る）」

　まず、相手に感謝することは忘れないでください。その上で自分の気持ちを伝え、これ以上、踏み込んでこないでもらいたいニュアンスできっぱり断りましょう。

　そうすれば、相手に失礼になることはありません。

　ただ、おせっかいな人というのは他人への施しに喜びを感じていることがほとんどです。そのため、1度や2度断られたぐらいではめげずにまたおせっかいをしてきます。

　相手に自分の思い通りにはいかないという経験を積み重ねてもらうことでしか、改善ができないと考えた方がいいでしょう。

主語を「全員」にすると断りやすい

　新型コロナウイルス感染拡大以降、在宅ワークが増えたことで以前にも増して職場の人がプライベートに踏み込んできて迷惑している、といった話も増えているようです。

　オンライン会議を開催すれば、否応なく自宅の様子がある程度明らか

になってしまうもの。ある女性は、上司とのオンライン会議で洗濯物が見えているからしまった方がいい、とのアドバイスを受けたそうです。

　当然、女性はカチンとくるでしょう。上司からすれば悪意はなかったでしょうが、わざわざそんなことに触れる必要はありません。

　このような場合、「そんなことを言っていると女性社員全員を敵に回しますよ」というように、主語を「全員」にして反論しましょう。

主語が「全員」だと角が立たなくなりますし、攻撃的という印象も薄れるのではないでしょうか。

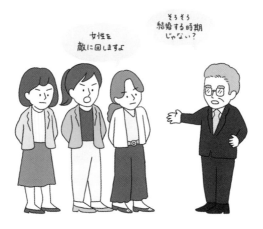

POINT

上司への反撃は 主語を大きくする

輪の中に入れない： コミュ障とは 関係がない

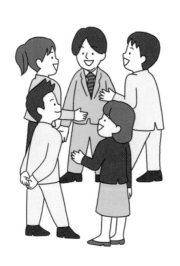

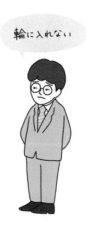

輪に入れない

無理に輪の中に入る必要はない

コミュ障とは、他人とのたわいのない雑談が極度に苦手なことを指す言葉として使われています。本来、コミュニケーション障害は小児期や青年期に発症する心の障害のことですが、コミュ障といった場合はうまく話すことができない人や協調性が薄い人を揶揄する意味で使われることが多いようです。

企業にはさまざまなバックグラウンドを持つ人材が集まっているため、当然ながら複数人での会話は苦手、誰かに昼食に誘われても行きたくない、という人は確実に存在します。

このような性格で悩んでいる人は、「どうせ私はコミュ障だから」

STEP1　STEP2　STEP3　STEP4　STEP5

などと卑下しがちなもの。

　ただ、「職場の輪に入れない・入りたくない」のは何か問題でも
あるのでしょうか。心のどこかで、輪に入らないと、と焦る気持ち
を持っているから、そんなことで悩むのではないでしょうか。

　確かにまだまだ日本の企業では、周囲に合わせなければならない
という同調圧力が持たれているようです。周囲に合わせず、自分を
通せば「協調性がないやつ」などとレッテルを貼られることがある
かもしれません。しかし、自分らしさを失ってまで輪に入る必要な
どまったくありません。それに会社は仲良しクラブではないので、
協調性うんぬんよりもまずは仕事をしっかりと頑張って結果を出し
てください。結果を出せば、人は勝手に寄ってくるものです。

輪に入りたい場合はどうする？

　「自分を曲げてまで輪の中に入るのはごめんだ」という、生まれ
ながらの一匹狼は自分のペースで生きていけますが、問題は「本当
は輪の中に入って皆と楽しくやりたいのに、入れない自分が嫌だ」
というような人でしょう。

　そんな人にはあいさつをコミュニケーション・ツールにするのが
おすすめ。職場で数人の仲間が「お昼どこにする？」とか「今夜は
ちょっと飲みに行こうか？」などと盛り上がっていたとします。

　日頃から親しい間柄なら簡単に輪の中に入れますが、そうでない
限り、自分も混ぜてほしいと頼むのに意外と勇気がいるものです。

勇気を出して「私も行きたい！」と頼むと、輪の中に入るというよりも輪の中に割って入る、というような状態になってしまいます。

　つまり、急に距離を詰めすぎなのです。

　まずは仲良くなりたい人にあいさつを頻繁にして、関係を深めてからにしましょう。ただあいさつをするよりも、名前＋あいさつだとより効果的です。

　「○○さん、おはようございます！」とか「○○さん、お疲れさまでした！」という声かけを繰り返していくと、どんどん心の距離が縮まってくるでしょう。慣れてきたら、ちょっとした相談を持ちかけると距離がぐっと縮まります。

断り文句を用意して話に入るのを回避する

　昭和時代より改善されたとはいえ、日本の企業では、オンとオフの切り替えがまだまだ十分とはいえず、仕事の終わりに飲み会などに誘われると断りにくいもの。

　相手「みんなで飲みに行くけど、○○さんも行くよね？」

　自分「今日は行きません」

　というやりとりであっさり断れればいいのですが、飲み会に誘うような人はやたらとしつこく誘ってきます。そのため、飲み会に行きたくないときは何らかの口実を作っておくと便利。「この後、彼女と会う予定があるので…」とか「友人と会う予定があるので…」など、実際にはない予定で構いません。コロナ禍の現在では「家族と同居しているので、万一のことを考えてやめておきます」といった理由も有効でしょう。また、実際

には酒好きだったとしても、それが会社で知られていなければ「下戸設定」にしてしまうのも手です。現在では、アルコールハラスメントという言葉も広まっていますので、無理強いはしないでしょう。むしろ「飲めないやつを誘ってもつまらないな」とその後、ありがた迷惑な飲み会の誘いがなくなるかもしれません。

飲み会自体は嫌いではないし、たまになら行ってもいい、という人は、参加・不参加の基準を決めておくことをお勧めします。「金曜日の夜や祝前日に誘われたら行く」「接点がない人が3人以上いる場合は断る」など、自分なりのルールを作っておくと便利でしょう。

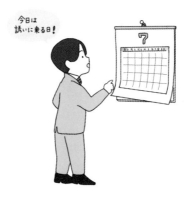

POINT

気乗りしない誘いは
自分なりのルールを基準に

無視された：
嫌われているとは
限らない

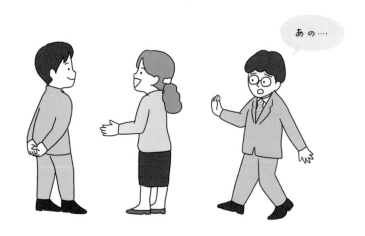

あの……

自分と他人は分割する

　職場の人間関係は、組織に所属して仕事をする上で最大のストレスかもしれません。

　人間関係を気にしながら、日々の仕事をこなしていくのはとてつもないストレスです。心身が疲弊してしまう一因に「他人からの評価を気にし過ぎている」というのは確実にありそうです。仕事に関わることはもちろん、プライベートな趣味に関わることも「周りからどう思われるか」ばかり気にして、自分の行動を狭めていませんか。

　仕事ならともかく、「こんな派手な服を買って、周りからどう思

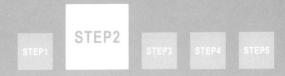

われるかな」など、その都度周囲に共感してもらえるかどうかを気にしていたのでは、自分の欲しいものも買えず、行きたいところへも行けない人生になってしまいます。

　そういう人は「空気が読める人」と高評価を得るかもしれませんが、同時にいつも周囲の意見に合わせる「ただの都合のいい人」とも解釈できるでしょう。精神医学や心理学では、自分と他人は分けて考えることが推奨されています。自分と他人を混同することは、余計なストレスの元となるからです。

　例えば、同僚がコピー機への用紙の補充に手間取っているのを見て、手伝ってあげたとします。しかし、同僚はお礼も言わずに立ち去ってしまいました。

　お礼も言わずに失礼な、とカチンとくるかもしれませんが、自分は親切をしたつもりでも、同僚は用紙の残りを把握するため、自分で補充したかったのでありがた迷惑だと思っている可能性があります。この場合、同僚に感謝を強いるのは傲慢といえるのではないでしょうか。

　また、朝出勤して上司にあいさつしたところ、上司はイライラした様子で何も言葉を発しませんでした。そうなると、「もしかして、私のことでイライラしているのかな」などと気になって心が穏やかではいられなくなるかもしれません。しかし、上司は別のことでイライラしている可能性だって十分にあり得ます。もしかしたら朝、出がけに夫婦げんかでもしたのかもしれません。もし、自分のことを怒っているのだとしたら、いずれ言ってくるでしょうし、相手の

顔色をうかがうと神経をすり減らすのであまり意味はない行為なのです。

無視されても嫌われている、とは考えない

あいさつを無視されると虚しい思いをするでしょう。無視をされたと思い込み、「嫌われているのかな」「何か悪いことをしたかな」とネガティブな妄想がどんどん広がってしまうかもしれません。

でも、自分と他人は別、と切り離して考えれば、そんなときも楽になれるでしょう。確かにあいさつはしましたが、それにどう反応するかは相手の問題です。

もしかしたら、あいさつを返す余裕もないほど仕事に集中していたのかもしれないですし、ただあいさつが聞こえなかっただけ、という理由かもしれません。

うわさ話好きに嫌われても気にしない

うわさ話が好きな人というのは、どこの職場にもいるものです。仕事以外のどうでもいいうわさ話を持ちかけられると、ほとんどの人は巻き込まれたくないと考えるでしょう。他人のうわさ話など、聞いていても決して愉快ではありません。

しかし、同時に「無視すると今度は自分が嫌われて、悪口の対象にされるかもしれない」と防衛本能が働くのも人間です。うわさ話が好きな人は、とにかく人の粗探しをして悪口のネタを見つけるのが得意。何気

なく言ったことを　吹聴されてはたまったものではありません。

　ただ、自分を守ることだけを考えて、うわさ話に乗ってしまったときの
リスクも考えてください。他人の悪口を言うような人は、いつか職場内で
も嫌われます。

　うわさ話を無視して、うわさ好きだけの人のみから嫌われるか、うわ
さ話をして社員全員から嫌われるか、どちらが得策か、考えて見れば一
目瞭然ではないでしょうか。

　うわさ話を持ちかけられたときには「ああ、そうなんですか」とまったく
関心がない様子で振る舞い、さっさと立ち去ってしまうのが一番。完全
にスルーしてしまいましょう。

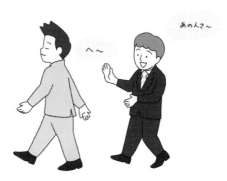

POINT

うわさ話好きな人に
ご用心

心のメンテナンス法②： 心と体のコンディション

メンタルトレーニングは、筋トレのようにはいきません。でも、ハードルの高さは感じなくても大丈夫。1日の終わりに、次のようなことを意識してください。

1. どんな気持ちか自分に問いかける。
2. そのときの気持ちに合うラベルを心の中に貼る。
3. ありのままを受け入れる。

その日にあったことを振り返りながら、自分の気持ちを見つめると、ザワザワした気分やムカつく気持ちなど、いろいろな感情が沸き起こってきます。その気持ちをありのままに見つめながら、2.の作業に取りかかります。感情を言語化することは慣れてないと難しいもので

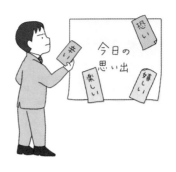

す。そこで「ラベルを貼る」という作業をします。

　あらかじめ、「不安」「罪悪感」「イライラ」「焦り」「恐れ」といった、自分が抱きやすい感情を10個前後挙げておきます。上司に怒られたことを思い出したとき、ラベルの中から近い感情を取り出して貼り付けます。ラベリングをして、過去に同じ感情を抱いたことがフラッシュバックしても大丈夫。抑圧が一番よくないので、思いがしっかり出来ていることを評価します。

　そして、3.の作業がもっとも難しいのですが、ラベルを貼った感情を受け入れる際に、認めたくない思いが沸いてきます。しかし、自分の心を正確に見積もるためにも、そのまま受け入れることが重要になります。

STEP 2

理解度チェック

☐ 上司には仲間たちと
一緒に立ち向かう

☐ むちゃ振りには無理を
してまで応じない

☐ 小さな成功体験を
積み上げていく

☐ 優越感より
自己肯定感が大事

☐ 気乗りしない誘いは
自分ルールを基準に返事

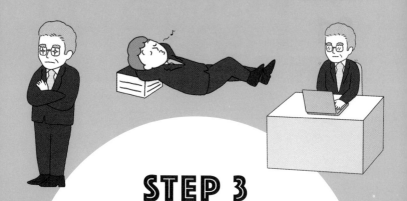

STEP 3

職場環境を見つめなおすための
ケーススタディ

勤務中に感じる上司からの視線、同僚たちの
うわさ話、在宅ワークで乱れてしまう生活リズ
ム。アナタを取り巻く職場環境は、日々激しく
変化しながらストレスをアナタに与えます。

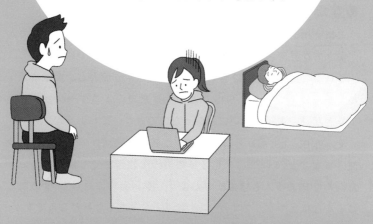

上司から監視されてい、みたい：いつでも対応可能にする必要はない

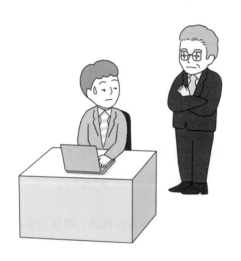

「監視が仕事」になっている上司に あなたまで付き合う必要はない

　コロナ禍、リモートワークを導入する会社も増え、たくさんの人が働き方を見直さざるを得ない状況となりました。

　これまで毎日顔を突き合わせていた上司や同僚とも、電話やメール、チャットツールや SNS などを介したコミュニケーションがメインとなり、最初は大いに戸惑ったのではないでしょうか。

　そんな中、「上司からしょっちゅう確認の連絡が来て、仕事が全然進まない」「1 時間おきに仕事の進捗を報告させられる」といった悩みを抱える人も増えていたようです。上司に対して、「あなたはそんなにヒマなんですか？」と言ってやりたくなるところですが、

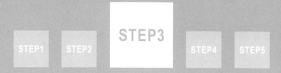

みなさんそこはぐっと堪えて、しぶしぶ対応していたことでしょう。

このように、上司から頻繁に連絡が来たり、しょっちゅう仕事の確認をされると、まるで監視されているような気持ちになってしまいます。すぐに電話を取れなかったり返信が遅いと、「サボっていると思われるので、トイレに行くにもスマホが手放せない」という方もいました。ただ、こんな状態では仕事のパフォーマンスが落ちてしまうのは明白ですよね。やるべきことに集中できませんし、集中できていたとしても、上司が中断してしまうのですから。

電話に出られなくても、折り返した際に「すみません、先ほど打ち合わせしてまして」と、こちらが主導権を握って理由を話してしまえば、ネチネチと嫌みを言われることも少なくなります。

「いつでもすぐに対応できる状態」なんて、上司にだって無理なはず。あなたも無用なプレッシャーは捨てて、き然とした態度で接すればいいのです。

根性論・気合論が大好きな会社は 「ブラック企業」だと思おう

そもそも監視体制が厳しい会社というのは、従業員が「この会社で安全に働いている」という心理的安全性を得られません。

管理体制は当然ながら会社が握っているわけですが、あまりに監視が厳しいと、「自分の仕事ぶりが疑われている」「この会社は自分を信用していない」という不安感を生み出します。

信頼関係が破綻している環境で働くことは、それだけで相当なス

トレスです。毎日顔を突き合わせていれば相手がどんな仕事をしているか見えますが、リモートワークでは相手の「動き」が見えません。そこで監視体制の厳しい会社の上司は、部下を信用して成果を出させることよりも、「サボらせないようにしよう」ということを優先してしまうのです。コロナ禍当初の、誰しもが手探り状態だった時期ならまだしも、今もそのような状態が続いているとしたら、それは「ヤバい」会社です。

　ある面白い調査結果があります。手元を見られながらタイピングするグループと、手元を見られることがなくタイピングするグループに分けて“タイプミス”を比較したところ、手元を見られながらタイピングするグループの方がミスが多いという結果が出ました。

　つまり、監視されているというストレスフルな環境は、パフォーマンスの低下を招き、ミスを誘発するということが分かっているのです。「サボらせないようにしよう」と監視に力を入れている上司は、会社の利益を生むどころか、本末転倒なことをしていると言っても過言ではありません。しかし、これは上司一人の問題でなく、もっと根深い“会社の体質”であるケースもあります。

　密閉を避けるために窓を開けて換気しようとしても、「書類が飛ぶから開けないで！」と怒ったり、メンタル面で問題を抱えた従業員から部署異動の相談があっても「うちの部署の人員が足りてないの分かるだろ？」と却下したり。どんなに部下が仕事のつらさを訴えても、「俺はそれでやってきたんだから、おまえもなんとかやれよ」と一蹴する上司も少なくありません。

　そんな上司たちを育てたのは、根性論や気合論が蔓延する“悪

しき社風"です。そうした会社は、従業員のために環境を改善する、より良い職場を作るために新しいことを取り入れるといった、柔軟性や機動力が欠如していることが多いのです。

　優しい言い方をすれば保守的で頭の堅い企業、オブラートに包まずに言えば"ブラック企業"だと言えるでしょう。

　あなたを必要以上に監視してくる会社や上司は、もはや時代を逆行する存在です。一挙手一投足を監視されてあまりにもつらいなら、そこから逃げ出すことも考えてみてください。

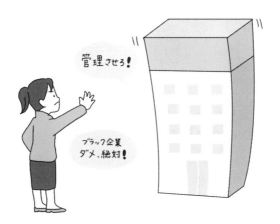

管理させろ！

ブラック企業
ダメ、絶対！

POINT

根性論や気合論は
「悪しき社風」

PART 02 部下へのストレス: 「向いていない」 とは考えない

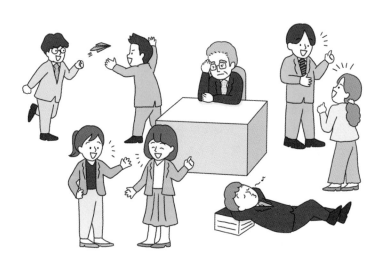

部下のメンタルケアは リモートワークの難題

　前項では「監視の厳しい上司」の話をしてきましたが、もしあなたが「上司」の立場だった場合は、「部下」に対して何らかの悩みを抱えているかもしれませんね。

　特にこのコロナ禍、リモートワークになったことで、部下がどんな状態で仕事をしているかわからないという悩みとともに、メンタルケアの難しさを実感している上司からの相談も多く寄せられます。

　顔を突き合わせて仕事していた頃は、仕事の「成果」だけでなく、そこにたどり着くまでの「過程」や「工夫」、周囲への「気遣い」

STEP3

なども褒めたり、叱ったりすることができましたが、リモートワークではなかなかそれができません。

　自分は部下に必要以上にプレッシャーを与えているのではないかと考え、「管理職に向いていないのでは？」と思ってしまう人もいるようです。でも、そこまで自分を追い詰める必要はありません。そもそも、マネジメントの最適解などないようなものですし、コロナ禍の今は誰しもが不安でいっぱい。それは、上司という立場のあなただって同じでしょう。

　部下が苦しんでいないか、メンタルに不調をきたしていないかを見極めるためには、まずは次のことに注意してみてください。

部下のメンタルの不調は
3段階で現れる

　人間はストレスがかかると、3段階で不調が現れると言われています。それは、次のような症状です。

【段階①】体の変化
└頭痛、耳鳴り、動悸が激しくなるなど、体にさまざまな不調が現れる

【段階②】行動の変化
└遅刻が増える、ミスが増える、身だしなみがだらしなくなるなど

【段階③】精神的な変化
└不安感を訴える、イライラする、いつも落ち込んでいるなど

　本人の申告がない限り、「①体の変化」の段階で気づくことはなかなか難しいと思います。リモートワーク中でも気づけるとすれば、②「行動の変化」の段階から。普段と違う行動が見られた場合は、少し気にかけてあげる必要があるでしょう。

　しかしながら、リモートワーク中は服装もメイクも、出社していたときよりも"くだけている"という会社も多いはず。たまに出社して顔を合わせても、マスクで表情を読み取りにくくなっています。となると、上司は一人ひとりの普段の"仕事ぶり"を、これまでよりもしっかり把握しておく必要があります。

　普段はミスをしないのにミスが増えた、いつも積極的にアイデアを出しているのにこのところ発言が減ったなど、「普段との変化」をキャッチするようにしましょう。

　部下の普段の様子を把握しておくためにおすすめなのが、15分程度の1対1の雑談タイムを設けることです。その時間は困って

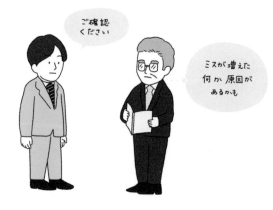

いること、やりたいと考えていることなど、話題はなんでもいいので、部下の話に耳を傾けるようにしてください。部下の方も、「こんなことで上司の時間を取るのは申し訳ないな」と考えて胸の内にしまったことも、雑談タイムがあることで SOS を発信しやすくなるはずです。

　この雑談を定期的に行い、上司のあなたから見て「危ないな」と思うメンタルの不調が部下に見られるようであれば、産業医などの専門家につなげるようにしてください。

自分の「ビリーフシステム」を認識して
部下へのイライラを緩和する

　普段は部下思いの上司でも、場合によっては部下にイライラしてしまうこともありますよね。そんな自分を責める前に、「ビリーフシステム」という考え方を活用してみましょう。

　ビリーフシステムとは、簡単に説明すると「あなたの中にある最大の価値基準」のことです。いわば、その人が生きるうえでの行動指針のようなもので、原則として生涯において変わることはありません。

　例えば、上司のあなたは、
「幼い頃から遅刻はしてはいけないと考えて行動してきた」
「誰かをおとしめるようなうそはつかないようにしてきた」
というビリーフシステムを持っているとしましょう。

　でも、世の中には遅刻の多い部下、ミスを他人のせいにして知らん顔をする部下もいますよね。人は自分のビリーフシステムに反する言動を取る人間に対して、どうしてもイライラしてしまいます。これは、あなた

も人間である以上"仕方のないこと"なのです。

　ただ、自分の価値基準にそぐわないからといって、頭ごなしに部下を叱責（しっせき）するのはやめましょう。

　なぜなら、ビリーフシステムは人それぞれで異なるものであり、"この価値観は良い""この価値観は悪い"と区別できないものだからです。

　イライラしたときには自分を俯瞰（ふかん）して、「今、自分のビリーフシステムが作動しているな」と考えてみるといいでしょう。そうすることで、次のような行動を取ることができるはずです。

・いつも遅刻してくる部下に対して、「もしかしたらメンタルの不調でもあるのかもしれない」と考え、詳しく事情を聞く
・ミスを後輩に押し付けた部下に対して、「責任転嫁するのはよくないが、後輩との関係性がうまくいっていない可能性がある」と考え、それぞれから話を聞く

　表面的には「社会人としてのルール」に反する言動に見えても、部下にはあなたの知らない事情や理由があるかもしれません。

　あなたのビリーフシステムは人生のこだわりともいえる大切な価値基準。決して目を背けたり、変える必要はありませんが、自分がイライラして怒ってしまう原因を見極めることは、上司として必要なスキルです。

　最初から相手を改善しようとせず、まずは1歩引いて自分を把握することで、感情的になるリスクを減らすことができます。

　職場での何気ない雑談、飲み会でのコミュニケーションもなくなり、これまで以上に「部下の本音」を聞き出しづらくなっている昨今。「今ま

で」の当たり前を捨て、「これから」のマネジメントの形を作っていくのは、今上司という立場にあるあなた自身です。

　一筋縄ではいかないかもしれませんが、より良い仕事環境にしようというその姿を、部下もきっと見てくれていますよ。

　1対1の雑談やビリーフシステムの把握など、いろいろなことを試しながら部下のモチベーションを支え、未来の「上司」たちを育てていきましょう。

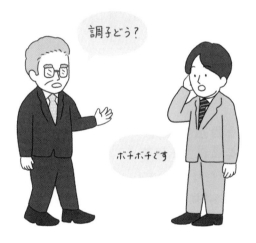

調子どう？

ボチボチです

1歩引いて自分を把握し、感情的になるリスクを減らす

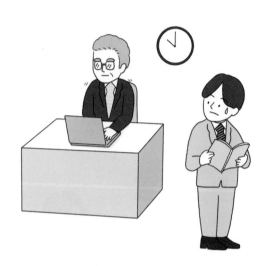

残業ゼロを目指す時代
「サクッと退社」のススメ

　自分の仕事が終わっていても、「上司がまだ働いているから帰り
づらい」と考える人は案外多いかもしれませんね。

　周囲の人たちも残っていると、さらに帰りづらいという人もいる
ようです。帰りたいのに帰れない、その背景には「一人だけ先に帰
ると、やる気のないやつだと思われてしまう」という不安があるの
かもしれません。そもそも、上司より早く帰ることは「いいこと」
のはずです。昨今は働き方が見直され、残業時間を減らしていくこ
とが推奨されています。部下が残業しなくても仕事が回る環境を整
えるのも上司の仕事のひとつ。部下たちが定時で帰れるというのは、

STEP3

STEP1　STEP2　STEP3　STEP4　STEP5

上司が会社から評価されるポイントでもあるのです。ということは、サクッと帰るのは自分のためだけでなく、上司や会社のためにもいいことばかり。残業せず、**定時退社する人こそが「仕事のやる気がある人」**だとするほうが、今の時代にフィットします。

　あなたも定時退社できれば、ゆっくり食事をすることができ、翌日のパフォーマンスを上げるためのリラックスタイムに充てることもできます。会社で認められている場合は、副業をして余暇をお金に替えてもいいでしょう。時間という資産は1日に24時間しか与えられません。しかも、その資産は貯蓄に回すことはできません。意味のない"付き合い残業"は、翌日には消滅してしまう貴重な資産を浪費するのと同じことです。それでも帰りづらいと考えてしまう人は、自分で曜日を決めて「ノー残業デー」を設定し、「毎週この曜日は定時で失礼しますね」ということをさりげなく周知しておくと帰りやすくなります。今はリモートワークの弊害で、時間に関係なく取引先から電話がかかってきてしまうという場合もありますよね。そんなときには、メールの署名に「就業時間 10:00 ～ 19:00」などと記載しておくと、時間外の連絡が減るでしょう。

POINT

「自分がどうしたいか」を 評価の軸にする

オンライン会議の不具合:改善の3つのコツ

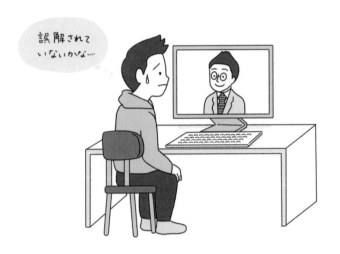

不機嫌に思われているかは気にしなくてもいい

　パソコンのモニター越しに行われる打ち合わせや会議も、すっかり浸透した感がありますね。しかし、新しいミーティングの形式に馴染めないと思う人も多いことでしょう。画面越しだとお互いの様子が伝わりにくいので、部屋の明るさやカメラの性能、マイクの調子などで、自分の調子が誤って伝わってしまうことがあります。中には誤解されているかもと気に病む人もいるかもしれません。しかし、それをいちいち気にしていては、これからの働き方に置いていかれます。モニター越しのミーティングは、ちょっとした工夫で解決することができるので、苦手意識を持つ必要はありません。

　気にしなければいけないのは声と表情です。とくに初対面の人とウェブ会議を行うとき、対面のときよりも相手に伝わる情報量が格段に減ります。お互いがどんなキャラクターなのか分からず、悪い印象を与えていないだろうかと緊張してしまうかもしれません。そんな状況ですから、相手に伝わるちょっとした情報を大事に扱うことが必要になります。

　まず声ですが、高く発声することを心がけましょう。普段よりも高い音階で声を出すことを意識すると、相手にはつらつとした印象が伝わるようになります。そして表情は、普段よりも感情を表に出すことが大事です。笑顔を心がけつつ、驚いたときに目を見開いたり、ネガティブな話題のときには眉をひそめるなど、分かりやすいリアクションのほうが相手と感情を共有しやすくなります。

　ときと場合と相手にもよりますが、「え〜！」と声を出しながら、のけぞって画面から消えてしまうくらいのリアクションをすると、相手の緊張もほぐれるかもしれません。身振り手振りは画面に収まらないかもしれませんが、ちょっとした体の動きや、奥行きを生かしたリアクションというのは、ウェブ会議のような限定的な条件のなかでは有効かもしれません。

　表情と動きを組み合わせると、コミュニケーションがより取りやすくなるはずです。そして表情やアクションをより効果的に相手に伝えるために必要なのが照明です。画面が暗いと、せっかく相手に伝えようと声、表情、アクションをがんばっても、結局相手には見えません。部屋やスマホのライトだけでなく、今後も使われる機会

も増えるので、デスクライトを、顔を照らしやすいものに新調して
みてはいかがでしょうか?

発言の始めと
終わりを分かりやすく

　ウェブ会議を円滑に進めるためのコツはまだあります。それは、
「発言の始まりと終わりを分かりやすくする」ということです。

　モニター越しのコミュニケーションは、双方向なように見えて発
言がバッティングすると聞き取りづらいですよね。そこで、発言を
する際に挙手をして、「●●ですが、発言してもよろしいでしょう
か?」と断ってから発言をするとスムーズになります。さらに、自
分の発言が終わったら「以上です」と締めくくります。このルール
で会議を進めると、お互いに発言がしやすくなり、会議にまつわる
ストレスはだいぶ軽減されるはずです。そして「チャット機能」を
活用することもおススメしておきます。これはこれまで行われてき
た対面の会議ではなかった利点といえるかもしれません。

チャット機能を
活用して積極性アピール

　大勢が参加していると、自分まで発言する機会が回ってこないことも
多かったと思います。しかし、チャット機能を活用し、質問や発言のログ
を残すことで、積極的な印象を効率よく残すことができます。対面の会
議では引っ込み思案で発言がしづらかった人でも、ストレスが少なく印
象を残せるはずです。

　ただ、チャット機能やウェブホワイトボードなどを活用する際には、会議を通じて守るルールを決める必要があります。

「会議の進行が遮断されないように質問への回答は会議後にまとめる」「メインでしゃべる人とチャットへの対応をする人を分ける」などの、これまでの会議ではなかった工夫やルールが必要になってきます。とはいえ、今後さらにウェブ会議のあり方が洗練されてくれば、スムーズな進行やコミュニケーションの取り方が開発されていくはず。現在はまだ黎明期なので、取っ付きづらさがあるかもしれませんが、ちょっとした工夫を組み合わせれば、さほどストレスなく乗り切れるはずです。

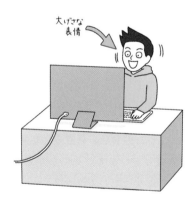

大げさな表情

POINT

ちょっとした工夫で ウェブ会議は楽になる

寂しい：あなたは
一人じゃない

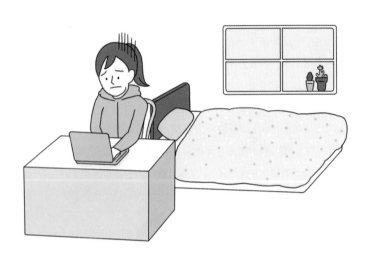

孤独感を解消する
4つの方法

在宅ワークの一般化や、飲食店、外飲みの自粛などによって、友達と集まる機会が激減しています。そのなかで、「孤独」を感じる機会が増えているのではないでしょうか？

とくに恋人や家族などと生活していない人にとっては、家に一人でいる時間に「自分は孤立している」「友達がいない」などとネガティブに考えて落ち込んでしまうかもしれません。

一度、そういう想いに囚われてしまうと、「自分はネガティブだから友達がいない」と、自分を責める方向に考えが煮詰まっていくことがあるので、一層気分は沈んでしまいます。

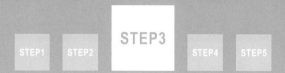

では、どうすれば孤独を感じないで、一人の時間を過ごせるのでしょうか?

おススメの方法は4つあります。

①顔が見えるつながりを大切にする

ウェブ会議やオンライン飲み会など、画面越しに人と接する際は、必ずカメラ機能を ON にしましょう。

誰かの顔を見たことで安心した経験は、きっと誰にでもあるものでしょう。顔を見てつながるということが大切です。それがたとえ苦手な相手でも意味があります。

なぜなら、みんなの顔が見えることによって、「自分は社会的にこの人たちとつながっている」ということを感じることができるからです。自分では意識していなくても、自然と顔を見合いながらつながれる環境を作りましょう。

② SNS を活用する

先ほど「友達がいない」と考えるのは、あまりよくないとお伝えしました。しかし中には、「やっぱり自分は独りぼっちだ」と考えてしまうことがあると思います。

そういう場合は、SNS を活用しましょう。例えばインスタライブを行う場合、そのときに思うのは、「私と見ている人たち」のつながりよりも、「見ている人同士」のつながりのほうが意外と強いことに気づくはずです。その結果、そこにちょっとしたコミュニティ

が生まれて、自分の存在を認めなおす方もいます。

　ネット上の匿名性のつながりは、薄いものであることは事実ですが、同じ話題で盛り上がるだけでも「仲間がいる」と安心できます。

③環境音を聴く

　意外ですが、在宅ワークで孤独を感じる原因のひとつに、オフィス街の環境音がないことが挙げられます。

　話し声、電話の音、人が行き交う足音などの環境音は、そこにたくさんの人がいることを示しています。それが聴こえないと、他者を感じることができず、社会と隔絶されたような孤独感を覚えてしまうのです。

　可能であれば、喫茶店やコワーキングスペースなど、環境音がある場所で仕事をしてみてください。

④孤独を感じる原因を分析する

　「自分は独りぼっちだ」「孤独だ」と感じた場合は、その孤独感を紛らわすだけでなはく、分析をすることも大切です。

　たとえば、在宅ワークで人と話す機会が減って孤独を感じているときに、具体的にどんなところを嫌だと感じているのか、自らに問いかけてみてください。

　「他愛のないことを話せなくなったのが嫌なのか？」「上司に気軽に相談できなくなったのが嫌なのか？」と自問自答してみると、自分では気づかなかったことが見えてくるはずです。

　そして、もし雑談が減ることに原因があると分かったら「友達と

電話をする機会を増やす」と対処法が見つけやすくなります。対処法を探していると、なかには自分の手に余ることも出てくるかもしれません。それはいったん保留しておきましょう。

できないものは仕方ありませんから。それより、自分にできることを見つけて行動に移すことが重要です。

今後は、VR（ヴァーチャルリアリティ）やMR（ミックスドリアリティ）といった、仮想現実や複合現実の技術が発展していく展望があります。仮想空間でのコミュニケーションが豊かになることで、現在の孤立する環境が改善される可能性もあります。

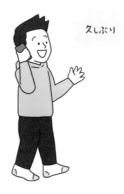

久しぶり

POINT

孤独の原因を分析して
対処法を探す

生活のリズムが乱れる:無理に整えなくてもいい

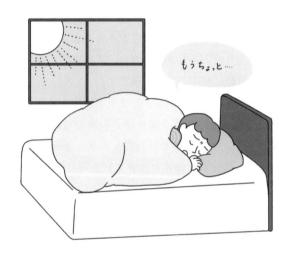

もうちょっと…

早寝早起きは不必要

　在宅ワークだと、出社時間のぎりぎりまで寝ていられるし、他人の目が気にならないのでキリのいいところまでいつまでも働くことができてしまいますよね。結果として生活のリズムがどんどん狂っていき、仕切りなおすことが難しくなっている人もいることでしょう。「ウェブ会議が始まる時間に起きればいいや」と寝すぎてしまったりして、自己管理の難しさを痛感する状況があります。

　そうすると「早寝早起きをして生活のリズムを整えなくては」と考えるのが一般的な社会人というもの。しかし早寝を自分に強いる必要はありません。

STEP1　STEP2　**STEP3**　STEP4　STEP5

4つの時間を固定化する

　精神医学では、自己管理の基本として、起きる時間と食べる時間を固定することを説いています。

　起きる時間＋3食の時間です。

　この4つを固定化することで、時間を意識して行動できるようにしていきます。

　そして大事なポイントは、寝る時間は固定されないということです。

　同じ時間に寝ようとは絶対に考えないでください。

寝る時間を決めると
布団が寝られない場所になる

　たとえば、ちゃんと早く寝る生活を送ろうと思って、「23時には寝る」と決めたとします。そうすると、たとえ眠くなくても23時には布団に入ると思います。でも、眠くないのですから、いくら布団に入っても寝られるわけがありません。そのようなことが続くと「今日は寝れるかな…」と不安になってより眠れなくなります。実は睡眠においては、ベルを聞いたらよだれが出るパブロフの犬のように、布団に入れば眠れると思わせることが大切です。

　だから寝る時間は決めずに、眠くなったら寝るというのが大原則です。そして、それをかなえるカギとなるのが、「起きる時間は固定化する」ということです。

　毎朝決まった時間に起きて、朝日を浴びるようにしてください。

　目のなかに太陽の光が届くと、15時間後くらいには眠たくなるメラトニンというホルモンが分泌されるので、自然と眠りにつくことができるはずです。

交感神経と副交感神経に
切り替える時間を持つ

　ちなみに、布団に入ってから20〜30分しても眠れそうになかったら、いったん布団から出ましょう。そして、ホットミルクを飲んだり、アロマを焚いたりして、眠たくなるのを待ちましょう。

　そうすることによって、仕事中などに使われる「覚醒モード＝交感神経」から、「リラックスモード＝副交感神経」に切り替わることをサポートすることができます。

　誤解されていることが多いのですが、交感神経と副交感神経は、電気のスイッチのように簡単には切り替わりません。鍋を火から下ろしても、しばらくは熱いままです。それと同じで、夜になったからといって、突然、副交感神経に切り替わるわけではありません。まだ頭のなかは仕事をしていたときの影響で、緊張状態になっています。だから、仕事が終わってものすごく疲れているはずでも、なかなか眠れなくなってしまうのです。

　とくに現代は、切り替えるための時間的な余裕がほとんどありません。

　今までだったら、退社して電車に揺られている間に本を読んだり、スマホを眺めたりすることで徐々に副交感神経を呼び起こすことができま

した。

　しかし今は、そんな時間すらありません。ですから、お風呂に入ったり、読書をしたりして、リラックスモードをいざなう行動を積極的に持つことが大切です。

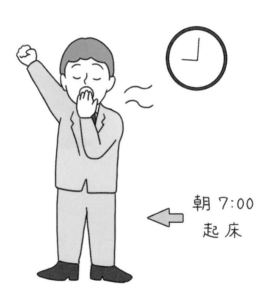

朝 7:00
起床

POINT

リラックスできる
行動を積極的に

在宅ワークを希望したい:それはわがままではない

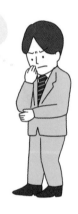

リモートワークをしたい

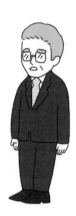

リモートワークにすれば?

在宅ワークはまず提案から始める

　表向きは在宅ワークを取り入れているものの、社内の大多数の人が出社しているので、自分だけ在宅ワークをすることに引け目を感じる。こういう環境で窮屈な思いをしている人は意外と多いのではないでしょうか?

　社内の空気を読んで、自分の気持ちを押さえ込むということは、多かれ少なかれ誰にでもあることです。自己主張と協調のバランスを取るのは確かに難しいですよね。

　それだけに、ベストなバランスを見つけるために、まずは提案型でスタートを切ってみてはいかがでしょうか?

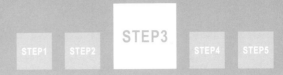

自分の希望だけを一方的に主張するのではなくて、「こういうことをしたら会社にもこんなメリットがあるので、導入してみませんか?」と提案する形で自分の希望を伝えるのです。

在宅ワークの例だと、「少しでも出勤者を減らすことで、コロナのクラスター発生のリスクを減らすことができます」「フレキシブルに働ける会社だということを世間にアピールできます」といった具合に提案してみるといいでしょう。

もちろん、必ず希望が通るわけではありませんし、ダメだった場合は割り切るしかありません。しかし、自分の気持ちを抑え込んで、「希望を伝える＝わがまま」だと考える必要はありません。

大切なのは、0か100ではなくて、相手の出方に応じて、押したり引いたりしながら、着地点を見つけるということです。

最初は大きく出てもいいですが、相手が渋っていたら「部分的にどうですか?」「試験的にどうですか?」という感じで、希望を交渉可能な範囲にずらしていき、相手のことを考えながら歩み寄ります。このことも「空気を読む」ということのひとつではないでしょうか?

意外に根深い職場の暑い寒い問題

それと、些細な問題に捉えられがちですが重大なことがあります。それは「職場の暑い寒い問題」です。自分の希望が言えずにもやもやすることの代表選手といえるでしょう。

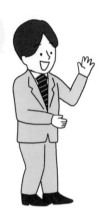

在宅ワークは
メリットが
いっぱいです

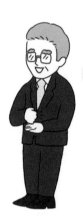

なるほどね

　温度の感じ方は男女で違いがあるだけでなく、座る場所やエアコンの位置、その人の体の動かしかたによっても異なります。

　ですから、暑い人にとっては暑いし、寒い人にとっては寒いのです。あらゆる人に正解があり、主張があるので、「この部屋は暑すぎます」と感想を言うだけでわがままに捉えられるかもしれません。

　だから、ときには「交渉すること」が大切になります。「エアコンの風が直接当たって寒いので、ファンの向きを変えていいですか？」という具合に。

　そしてそのときに、客観的なデータを添えると説得力が増します。

　もし本気で交渉するなら、5点観測が有効です。部屋の四隅と中央の室温を測って、その差がどれくらいあるかというデータを集めましょう。

　とはいえ、暑さや寒さの感じる度合いは人によってバラバラです。全員の意見を聞き取っても最適解にはたどり着けないことが多いでしょ

う。 そんなときに有効な手段がフリーアドレスです。 社員一人ひとりに専用のデスクを割り当てるのではなく、 フロア内の長机や椅子が設置されているところに、 自由に着席して仕事をするスタイルです。 これであれば、 冷房の前がいい人、 暖房の近くがいい人など、 それぞれの体感温度に合わせて仕事をすることができます。

　日本の企業文化ではまだまだ難しいかもしれませんが、 暑い寒い問題の抜本的な解決法として、 提案してみるのも手かもしれません。

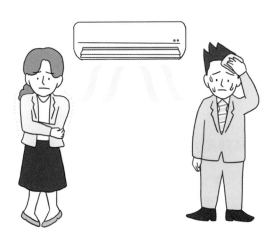

POINT

職場の暑い寒いは
大問題

家だとやる気が出ない：無理に出さなくてもいい

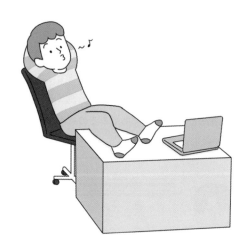

「締め切り効果」を上手く取り入れる

　どうしても仕事へのモチベーションが沸かないとき、「やる気を出さなくては」と焦燥感に駆られることがありますよね。

　しかし、残念ながら思って出てくるほど「やる気」は便利なものではありません。

　それだけに、そういうことは考えなくてもいいのです。というよりも、考えてもあまり意味がありません。

　そもそも、「本当にやらなければいけないこと」があるときは、やる気の有無に関わらずやるものです。

　逆に言うと、やる気が出ないということは、まだそこまで期限が

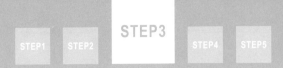

迫っていないのではないでしょうか?

人間には「締め切り効果」という精神的な作用があります。締め切りがあるからがんばれる、自然とやる気が沸いてくるという経験は誰にでもあります。

小学生のころ、夏休みの最終日に宿題を一気に片付けた経験はありませんか? あれこそまさに「締め切り効果」です。「明日から2学期」という、締め切りが差し迫った状態だからこそ、火事場のようなやる気が沸いてくるのです。

もし「やる気」を出したいときは、この効果を逆手に取ってみてはいかがでしょうか?

「やる気を出さなくては」と悩むのではなく、行動を工夫することで自分の背中を押すのです。

タイマーをかけてやる気を起こす

やる気スイッチを押す工夫のひとつは、タイマーをかけるという方法。たとえば、お昼休憩のときやひとつのタスクを終える目安である60分後、就業時間など、自分で締め切りを設定します。

この方法は、会社にいるけどやる気が出ない人はもちろん、在宅ワークをしている人にもおススメです。

会社で働いていると、終電や休憩時間が決まっているので、「何時までに終わらせなくては」と、自分を駆り立てやすいのですが、在宅ワークの場合はそれがありません。ですから、その都度タイマー

をかけて、「ここで終わり」という認識のポイントを作ります。

　また、この方法は、やる気がでない人だけでなく、働きすぎてしまう人にも試していただきたいです。

　意外と「自分はいくらでも働ける」と思っている方でも、働き続けていれば集中力が低下します。ですから、パフォーマンスを向上させるためにもタイマーをかけて意識的に休憩をとるようにしてみてください。

人間の「時間割引率」の
習性を利用する

　もうひとつおススメの方法は、「時間割引率」を利用する方法です。時間割引率とは、将来のメリットを割り引いてしまうという考え方のことです。

　この方法の有効性を示す有名な実験があります。

　子供の前にマシュマロを1個置いて、「15分間食べずに我慢したら、もう1個あげるね」と言い残して大人が部屋を去り、15分後に戻ってきます。これを複数の子供に行ったところ、我慢できずにマシュマロを食べてしまった子供の割合は、3分の2に及んだそうです。15分我慢できれば、メリットがあるのは分かっていても、人間はそうはできない生き物なのです。

　だから、やる気が出ないときは、逆にこの習性を利用します。

　仕事でやるべきことがあり、それをやることは自分にとってメリットがあることです。しかし、なかなかやり遂げることができません。その一方で、目の前のご褒美に飛びつく性質があります。つまり、細かくご褒美

を用意すれば行動を起こすスイッチになります。

　「パソコンの電源を入れたらコーヒーを1杯飲む」「企画書を書き終えたらスイーツを1個食べる」といった具合です。

　この方法はやる気がでないだけではなく、会社に行くのがつらいという方にもおススメできます。

　月曜日がしんどければ、月曜日の朝食は会社の近所の豪華なモーニングを食べるなど、ご褒美を設定すれば、少しは足取りも軽くなります。

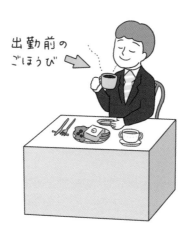

出勤前の
ごほうび

POINT

つらい仕事は
ご褒美とセットにする

心のメンテナンス法③：
4・2・6の呼吸法

心 のコンディションを確認したあとは、メンテナ
ンスです。その際に有効になる方法のひとつが
呼吸法です。近年、医学的なエビデンスが次々と明らか
になっています。その方法は次のとおりです。

1. 一人になれる静かな場所で横たわる。
2. 自分が呼吸していることを意識して、そのまま約
   1分。
3. 鼻から4秒かけて息を吸い、2秒止めて、6秒で口
   から細く吐き出す。
4. 約10分で終了。

4.の10分というのはあくまで目安です。慣れてきた
ら10分以上でもできるようになりますし、長く行うこ

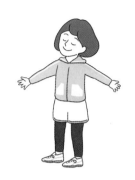

とは問題ありません。

　そもそも、この呼吸法はなぜ有効なのでしょうか？不安なときや焦っているときなど、ネガティブな気持ちになっているときは、呼吸が必ず乱れます。ほとんどの場合、早くて浅い呼吸になっていることでしょう。このとき脳に供給される酸素量が不足し、悪い状態を脱することができないのです。深くて長い呼吸をすると、脳からセロトニンというホルモンが分泌されます。

　セロトニンは、通称「幸せホルモン」と呼ばれ、精神の安定に深く関わっています。実際に医療現場で、この呼吸法を実践して投薬量が減ったという例もありますし、日常的に抗不安薬を服用していた人が、1週間に1回、飲むか飲まないかくらいまで減ったという例もあります。

STEP 3

理解度チェック

- □ ちょっとした工夫で
  ウェブ会議は楽になる

- □ 孤独の原因を分析して
  対処法を探す

- □ リラックスできる行動を
  積極的に

- □ 意見を述べる時は、
  提案型で

- □ つらい仕事は
  ご褒美とセットにする

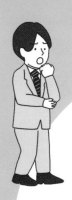
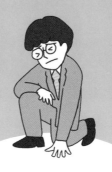
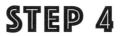

STEP 4

仕事を考えなおす
ケーススタディ

やりがいが見つからず、将来への不安がぬぐ
えない。その上、過重労働が続いてモチベー
ションを保つこと自体が困難。そんなときは、
仕事と自分の関係を見つめなおしましょう。

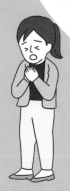
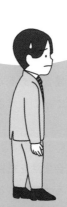
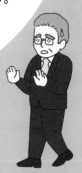

やりがいがない：本当に「やりがい」は必要か？

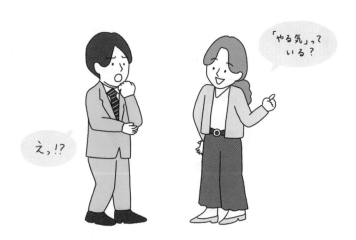

仕事にやりがいを見いだせないとダメなのか？

仕事に対して「やりがいがある」と即答できる人を、あなたはどう思いますか？　カッコイイ、うらやましい、そんな感情を抱く方もいるかもしれませんね。同時に、仕事にやりがいを見いだせていない自分を卑下してしまう場合もあるでしょう。

でも、冷静になって考えてみてください。仕事にやりがいは必要なのでしょうか？

結論から言うと、「やりがい」は絶対に必要なものではありません。そもそも、私たち人間が社会生活を維持するということは、簡単なことではありません。むしろ大変なことです。

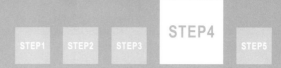

ですから、**住む家があって、食べていくことができて、温かい布団で眠れる、それだけで十分すごいこと**なのです。そんな生活を送ることができている自分を、ぜひ褒めてあげてください。

もちろん、人生の使命を仕事に見いだして邁進している人、やりがいを持って仕事に取り組んでいる人は、それはそれで素晴らしいと思います。でも、そうした人たちは、世の中で働いている人たちの中でもごくごく少数でしょう。

仕事にやりがいを見いだせないからといって、決してあなたがダメな人間というわけではありません。

もっと気持ちを楽にして、がんばっている自分を認めてあげてくださいね。

自分が分からないことを
無理に追い求めない

みんながみんな、自分が本当にやりたいと思っている仕事に就けるわけではありません。

「やりがいがない」と悩む人の中には、「そもそも今の仕事があまり好きではない」という方もいらっしゃいます。

しかし、**「ではあなたにとって、やりがいのある仕事とはどんな仕事ですか？」とお聞きしても、考え込んでしまうばかりで明確な答えがない方**も大勢います。

自分にとっての「やりがい」の答えがないのに「やりがい」を求めることは、出口のない迷路に入ってしまうようなものです。

　　ただ勘違いしないでほしいのは、あなたが悪いわけではないということ。世の中の「仕事にやりがいを見いだせる人であれ」「やりがいを持っている人の方がかっこいい」というイメージが、あなたの目の前に大きな迷路を作り上げてしまっているのです。

　　視点を変えれば、それは自分から生まれた悩みではなく、誰かが勝手に作り上げたあなたの悩みだと考えることもできます。

　　そんな漠然とした悩みにくよくよするくらいなら、今、目の前にある仕事をこつこつこなしていくほうが、よっぽど建設的だと思いませんか？

　　毎日顔を合わせる誰かを笑顔にする、がんばって働く自分自身をねぎらってあげる。仕事にやりがいなどなくても、周囲と自分を大切にできることのほうが、ずっと尊いことなのですよ。

夢や目標がなくても
"ぼちぼち"でいい

　　今の仕事に対して払うべき犠牲が多く、毎日がしんどいと感じるのなら「転職」を選択肢に入れてもいいでしょう。

　　でも、「やりがいを感じられないから」という理由だけで転職するのはあまりおすすめしません。

　　人生は"想定外"の出来事の連続です。転職すれば必ずやりがいを見いだせるという保証は、残念ながらどこにもありません。

　　たとえその仕事にやりがいを見いだせたとしても、部署異動や転勤、配置換えなどは会社員にとって避けられないイベントです。急に専門外の仕事をさせられ、再びやる気を失ってしまうことだってあり得ます。高

い夢や目標を持っていても、周囲の環境の問題だったり、障害が立ちは
だかって実現できず、心身ともにボロボロになっていく人たちがいます。
長い人生の中で、うまくいかないことはどうしたって出てきてしまうので
す。でも、それが当たり前です。やりがいも、夢も、目標も、無理に作る
ことはありません。別になくたっていいじゃないですか。

日々の生活の中で、「今、目の前にあること」に集中してぼちぼちと
やっていけばいい。今日も仕事をして、食事もできて、布団で寝られる
自分は立派だ、そう考えてみてほしいと思います。世の中の誰かが作っ
た"いい仕事人"のイメージに、振り回されることはありません。

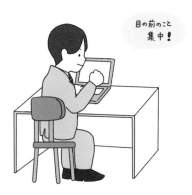

POINT

「目の前にあること」に
集中する

周りに迷惑をかけてしまう:自分はお荷物じゃない

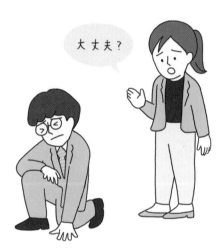

人生も仕事も「60点」で合格とする

　仕事でミスや失敗をして周囲に迷惑をかけてしまうと、「自分はみんなにとってお荷物な存在なのでは……」と不安になることもありますよね。

　直接誰かに関わることでなくても、自分が設定した目標を達成できなかった、思い描いていたように仕事をこなせないなど、自分の中の理想とのギャップに悩むこともあるでしょう。

　いつでも完璧でいたいと思う気持ちが強い人ほど、うまくいかなかった時の落胆は大きいものです。

　でも、100点を取れないと満足できない、90点でも許せない、そんな毎日を送っていたら、心も体も疲れ果ててしまいます。

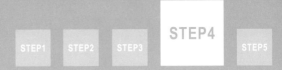

もちろん、仕事で成果を上げるため、自分の理想に近づくために努力する姿勢はとても立派なことです。

しかし、人はそれぞれ成長のスピードも違えば、得意・不得意なことも異なりますよね。ですから、うまくいっている誰かと比べて自分を卑下したり、成長の早い同僚と自分を比べて、いちいち落ち込んだりすることはないのです。

「あなたはあなた」なのですから、合格ラインは誰かと比較したものではなく、自分自身が心の余裕を持てる点数を設定したらいいと思います。おすすめは「60点」。理想の100点までは40点足りませんが、そのぶん失敗してもOK、うまくいかなくて当たり前、と考えることができるはずです。

たとえば、理想とする100点の場合と、60点の場合とで、目標を設定してみましょう。

[100点の場合の目標設定]
・営業成績で全国エリア1位になる
・1年以内にマネジャーに昇進する
・一部上場企業に転職する
・年収を50万円アップする

[60点の場合の目標設定]
・営業成績よりもまずは顧客満足度アップを目指す
・新人をしっかり育成してチームの基盤を整える

・自分の能力をしっかりと評価してくれる企業に転職する
・月々の生活費を見直して貯蓄額を増やす

　なりふり構わず、常に 100 点を目指すとどうなるか。極端なことを言えば、人を蹴落としたり、誰かのミスを激しく糾弾することに慣れてしまう可能性だってあります。人を傷つけても自分だけが完璧であり続けることが最優先事項になり、ある種のランナーズハイのような状態になって、周囲の人の心が離れてしまっても気づけないかもしれません。一方、合格ラインを 60 点に設定すると、「失敗して当たり前」と考えられるようになります。そうすると、たとえうまくいかなくても「今回は仕方ない、頭を切り替えて次はがんばろう」と心に余裕が持てるのです。

　周りの人たちのミスにも「誰だってそういうことはあるよね」と寛大に接することができるはずです。

誰だって迷惑をかけて
生きている

　常に「100 点」を目指してしまうような人たちは、周囲から "デキない人 " や " お荷物 " と思われるのがとても苦痛かもしれませんね。

　でも、考えてみてください。あなただって、誰かのミスをフォローしたり、足りない部分を補ったりしているのではないでしょうか?

　自分はミスが許されないと考えているなら、そのルールは他の誰

でもない、あなた自身が勝手に課したもの。

　何をもって100点とするか、その価値観は人それぞれですよね。あなたがいくらがんばってみたところで、あなたの100点は誰かにとっては60点という可能性もあります。

　逆に、誰かの100点はあなたにとって40点ということもあるでしょう。でも、それでいいのです。人は“足りない者同士”だからこそ支え合い、迷惑をかけ合いながら共存していくものなのですから。

　心の余白を塗りつぶしてしまわないためにも、「60点で合格」という気持ちを大切にしてみてください。

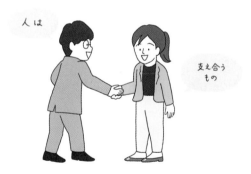

人は

支え合う
もの

POINT

人は迷惑をかけ合いながら
共存していく生き物

121

挑戦できない：
失敗は
恥ずかしくない

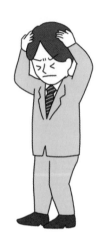
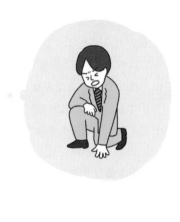

「失敗ゼロ」の人は
一人もいない

失敗してしまった時、誰しもがこんなことを思った経験があるのではないでしょうか。

「私はなんてダメな人間なんだ」

「失敗した自分が恥ずかしい」

でも、大なり小なり、誰だって失敗はするものです。100人いれば100人全員が人生の中で失敗を経験していることでしょう。しかも、一度や二度ではないはずです。歴史上にさん然と輝く偉人たちだって、大きな失敗を糧に成功した人物は数多くいます。

失敗やミスはあなただけの特別な経験ではありません。それなのに人間は往々にして、たった一度の失敗で「もうダメだ」「恥ずか

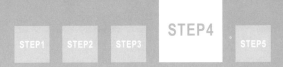

しい」とくよくよしてしまいます。

それは、失敗の大小を判断しているのが自分自身だからです。

思い出してみてください。あなたが「失敗した！」と頭を抱える ほど悩んでいたのに、実は周囲から見ればたいしたことがなかった、 という経験はありませんか？　仕事で失敗した時、すぐに上司や先 輩がフォローしてくれて、事態を迅速に収拾できたとか。

自分では「こんな重大なミスをするなんて、今回ばかりは土下座 ものだ！」なんて深刻に考えていたことも、実は職場では誰もが通 る「よくあるミス」だったりするものです。ですから、失敗を「自 分の全て」に置き換え、萎縮して挑戦することを諦めてしまうのは 実にもったいないことです。

これまでにがんばってきたことや周囲からの信頼が、一度の失敗 でゼロになってしまうことはありません。どうか安心して失敗して ください。

失敗したことを「分解」して うまくいったことにもフォーカスする

もし、失敗した自分がどうしても許せないと考えてしまうなら、 失敗を振り返り、「うまくいかなかったこと」と「うまくいったこと」 を分解してみるといいでしょう。コツは、失敗までの過程も振り返 ることです。

● 「プレゼンで失敗した」時の分解例

①大口クライアントの案件でプレゼンの機会を得る
②チーム一丸となって抜かりがなく準備を進める
③プレゼンの結果、落選してしまう → 失敗

　ここでは、あなたがチームをまとめるマネジャーでも、チームメンバーでも考え方は一緒です。

　「①大口クライアントの案件でプレゼンの機会を得る」は、これまでの実績が評価されてのチャンス。「うまくいったこと」に区分できますね。

　「②チーム一丸となって抜かりがなく準備を進める」も、目標に向かってみんなで努力できたことは、紛れもなく「うまくいったこと」のひとつです。

　こう見てみると、「③プレゼンの結果、落選してしまう」だけが「うまくいかなかった」ことだとわかります。しかし③は、相手企業との相性、競合となる会社の存在など、いろいろな要素が複雑に絡んできます。あなたやチームが100％がんばれば絶対に契約できる、ということでもないですよね。契約にこぎつけられなかった落胆もあるでしょう。責任を感じてしまう場合もあるかもしれません。それでも、「うまくいったこと」も揺るぎのない事実なのです。

　失敗を見つめるだけでは、「失敗の本質」は見えません。「うまくいったこと」にもフォーカスすることで、「一生懸命やったけれどこの失敗は仕方ない。次に行こう」と気持ちを切り替えられるはずです。

　変えられない結果に対していつまでも悩むより、「うまくいった

こと」を見つめる方がよっぽど健康的だと思いませんか？

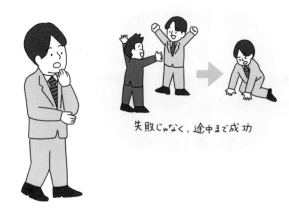

失敗じゃなく、途中まで成功

失敗を恐れないカギは「自己肯定感」の高さ

【自己肯定感が高い人の特徴】

☐楽観的である

☐自分の弱い部分・ウィークポイントを知っている

☐失敗することを前提に物事に取り組むことができる

☐他人に自分の意見をしっかり伝えられる

☐無理な時にははっきり無理だと言える

☐人に頼ることができる

【自己肯定感が低い人の特徴】

☐自分は何をやってもうまくいかないと考えている

□周囲から嫌われているのではないかと感じている
□褒められても素直に喜べない
□プライドが高く人に弱みを見せられない
□人に頼れない

　自己肯定感が高い人は、自分の「弱さ」もよく知っています。失敗することは当たり前だと考え、「その弱さも含めて自分」なのだと受け止めます。新しいことに対しても「失敗してもいい」と考えることができるので、果敢に挑戦することができるのです。一方、自己肯定感が低い人は、自分の弱さを具体的に理解できていません。"自分はダメだけれど、どうダメかはわからない"という状態です。この場合、人に弱さを指摘されても素直に認めることができません。なぜなら、自分が知らない弱みを他人に指摘されるのが怖いからです。その結果、失敗を恐れるあまり挑戦することに対しては及び腰になってしまいます。自己肯定感を高めるには、とにかく挑戦してみることが一番です。

　今まで「できない」と考えていたことは、単純に「やらなかっただけ」で、実はすんなりと出来てしまうことも多いもの。たとえ失敗したとしても、「自分はこういうことが苦手なんだ」「つまずきやすいポイントはここだな」と自分の弱みを知ることにつながります。うまくいったこと、うまくいかなかったこと、その両方を積み重ねていくことで自分への理解は深まり、自己肯定感は少しずつ高まっていきます。小さなことからで構いません。失敗を恐れずに新しい挑戦を始めてみましょう。そしてその挑戦をするために3ステップのコツがあります。

　まずひとつめは「気づくステップ」。本人が自分に対してどのよ

うな評価をしているのかに気づくために、自分がダメだと思っていることを書き出していきましょう。一人称で書くのがポイントになります。例えば「私は何に取り組んでも失敗する」と書き出したとしましょう。

次は「受け入れる」ステップです。「気づくステップ」で書き出した文言に「と、感じている」と追記します。そうすることで思い込みに疑問を抱いたり、将来的に改善される期待が生まれます。

最後は「許可するステップ」です。新しい希望を認め、応援していくように「してもよい」と認めるのです。最初のステップに合わせると「失敗してもよい」となります。

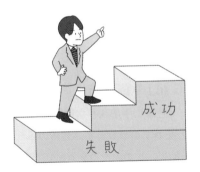

POINT

小さいことでも
挑戦することが大事

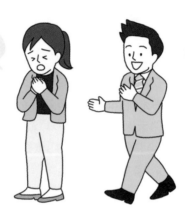

誰かの役に立っていることを
実感できる「日記」の書き方

　もし、あなたが「仕事に手応えがない」と感じているなら、「日記」を書いてみることをおすすめします。通常の日記とは異なりますが、ポイントはとても簡単。次のふたつを意識して書けばいいだけです。

① 　今日、顔を合わせた人の中で印象に残った人を思い浮かべる。
② 　自分と接点を持ったことで、その人にあった「よかったこと」を「その人の視点で」書き出す。

　今日にあったこと、自分が感じたことを書き記すのではなく、相手

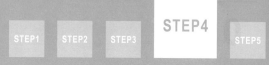

の視点で書くというのが重要です。ここさえ押さえれば、書く内容は
どんなささいなことでも構いません。例えば、あなたが忙しそうな上
司の資料作りを手伝った場合、日記には次のように書きます。

「会議が続いた上にトラブル対応の連続で参っていたが、"あなた"
が資料作りを手伝ってくれた。そのおかげで滞っていた他の仕事も進
めることができた。今日残業せずに定時で帰ることができたのは、"あ
なた"のおかげだ」

どうでしょうか? このように他者の目線に立ってみると、自分は誰
かの役に立っていることを実感できるはずです。

ある日は、仕事に悩む後輩とランチに一緒に行ったとしましょう。

「仕事がなかなかうまくいかずに煮詰まっていたけど、先輩の"あ
なた"とランチで雑談することでリフレッシュできた。午後は前向き
にがんばれそう!」

あなたは成果を出していないのではありません。単に、自分では見
えづらいだけなのです。この日記では、**人の役に立っていると思える
心=「自己有用感」**を高めることができます。

POINT

日記を活用して
「自己有用感」を高める

周囲と比較して焦る: その自己投資、本当に必要?

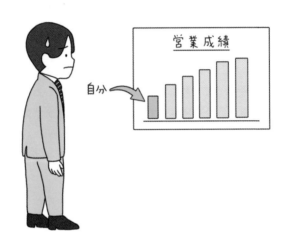

営業成績

自分

よりよい人生のための「自己投資」 それって本当に必要?

　働きながら資格や語学の勉強をしたり、または人脈を広げるためのセミナーや"朝活"に参加する。そんな「自己投資」に勤しむ人が、あなたの周りにもいるかもしれませんね。そんな人を見て、「あの人と比べて私は何もしてないな……」などと落ち込みそうになったら、ちょっと待ってください。その人たちに影響されて、無理やり自己投資を始める必要はありません。「未来のために自己投資することが素晴らしい」というイメージは、誰かが勝手に作り上げたものだからです。もちろん、必要に駆られて自発的に自己投資を始めた人はいいことですね。

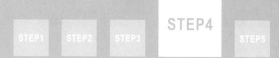

　問題は、「周囲のみんながやっているから」という理由でなんとなく始めた人。つまり、「自己投資は正義だ」という"同調圧力"に巻き込まれてしまったパターンです。

　あなたから見たら輝いて見えるその人たちだって、もしかしたら「本当は貯金をしたいんだけど……」「家に帰ってゆっくりテレビを見たかったな……」「初対面の人との会話をするのが得意じゃないから疲れるな……」といったもやもやを抱えているかもしれません。

経験値は「自己投資」しなくても
自然と積み上げられていくもの

　自己投資をしないと、特別な経験値は手に入らないのでしょうか？　始めに結論を言ってしまいますが、決してそんなことはありません。

　毎日の仕事、そして暮らしの中で起こる出来事の一つひとつが、あなたの経験値として積み上がっていきます。そして、今日という日はあなたにとって"経験値がもっとも高い日"です。周囲に関係なく、これは揺るぎのないあなただけの「成長」という歩みでしょう。

　あなたは放っておいても勝手に成長するのですから、「絶対に必要」でないと感じる自己投資に、あなたのお金や時間、労力をかけるなんて、もったいないことではありませんか？　もやもやを抱いてしまうようならなおさらです。社会生活を営む私たち人間、特に日本人は周囲から自分がどう見られているかを気にしてしまう傾向

にありますが、自己投資はそれを"心地よいと考える人たち"に任せておけばいいのです。あなたまでつられることはないのですよ。

他人の目は気にしない！
自分だけの評価軸を大切に

「自己投資しなければ！」と考えてしまう人の背景には、他者に認められたいという"承認欲求"も関係しているでしょう。

しかし、共感を得たい・認めてもらいたいという承認欲求が強くなりすぎてしまうと、人間関係を損得勘定で量るようになってしまいます。自分が誰かから"不利益な人間だ"なんて思われていたらどうでしょうか？間違いなくいやな気持ちになるはずです。強すぎる承認欲求は人間関係に大きな亀裂を生じさせる原因にもなるのです。

そうならないためにも、自分の承認欲求は上手に取り扱わなければなりません。コントロールするには、「私はこんな人が好き」という人物像を思い浮かべてみるといいでしょう。

・仕事はほどほどだけど、趣味に並々ならぬ情熱を傾けている人
・物静かで積極性はないものの、細やかな気遣いを忘れない人
・お金に余裕があり、誰に対しても気前よくおごってくれる人
・少々がさつだけど、いつも機嫌がよく周囲を明るくする人

あなたの身近にいる尊敬している人や、接していて気持ちがいいなという人を思い浮かべると、イメージしやすいかもしれません。

ここでイメージした「私はこんな人が好き」という人物像こそが、あな

たの根幹となっている「自分の評価軸」です。他人に「え？そんな人が好きなの？」なんて言われても、気にすることはありません。人はそれぞれの評価軸を持っているもの。あなたの好きという気持ちを、誰も脅かすことはできないのです。私たちはたくさんの人と関わり合いながら生きています。時には誰かと比べたり、認められたいという気持ちが膨らんでしまうのも自然なことだといえます。しかし、他人の評価が一番なのではなく、「こういう人でありたい」「こういう人が素敵」という自分の評価軸こそが、あなたの行動指針の基盤だということを忘れないでください。

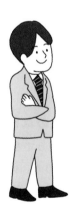
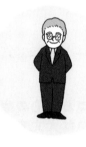

POINT

身近で好きな人を
自分の評価軸にする

体調が悪い：
休まないと逆に迷惑

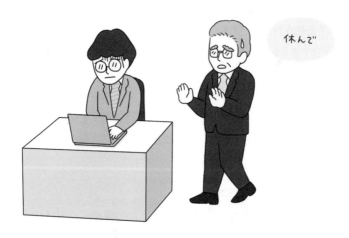

休んで

早期発見しづらい心の疲れ
「これくらいは大丈夫」と考えるのはNG

　朝に起きて「今日は体調が悪いな」と思っても、体にむちを打って会社に行く人が多いのではないでしょうか。休むほどではない、働いていればそのうちによくなる、そう考える人も少なくないように思います。

　しかし、病気は早期発見することがとても重要です。なぜなら、ちょっとした不調の陰に大きな病気が隠れていることがあるからです。

　中でも、"心の疲れ"からくる体の不調は、自分ではどうしても見落としがち。メンタルヘルスに関する知識をネットで簡単に入手

STEP1 STEP2 STEP3 **STEP4** STEP5

できる時代にはなりましたが、精神科や心療内科を受診するという心理的なハードルがまだまだ高いからです。

　本当は心が悲鳴をあげているのに見て見ぬふりをしてがんばり続けてしまい、人生に想像以上のダメージを受けることだってあり得ます。だからこそ、**体のSOSに耳を傾けることは、あなたの人生においてとても大切な行為**なのです。

　P28でも触れましたが、心の疲れが影響して現れる「体のSOS」にはどんなものがあるか、改めて知ることから始めてみましょう。

　周囲の目や仕事に対する責任感など、休めない理由は人によってさまざまです。しかし、体調が悪いときと通常時では、別人と言ってもいいくらいパフォーマンスの質が落ちてしまいます。だからこそ、まずは体を治していつもどおりの状態になったほうが、周囲に貢献できますし、仕事への責任も果たせるのです。

　それでも休むことにプレッシャーを感じる人は、この言葉を覚えておきましょう。

「自分の代わりはいくらでもいるので、どんどん逃げましょう」

　あなたが関わる仕事には、ほかの人たちも関わっています。そのなかにはあなたよりも優秀な人材がいるはずです。何かあったときには、パスできる余裕が用意されていると思えば、いくらかは気が楽になりませんか？

　もちろん無責任に仕事を投げ出すことをおススメしているわけで

はありません。

　自分のパフォーマンスが発揮できないときは、仲間や同僚たちを頼ることが適切な場合もあるということです。

　まずは「絶対に休んではいけない」という思い込みを捨てましょう。誰でも体調を崩すことはあるので、罪悪感にさいなまれる必要はありません。

　あなたが会社を休んだことでプロジェクトが停滞する可能性よりも、あなたが心身ともに壊してしまうことのほうが、チームにかける迷惑は大きいでしょう。

「周りに迷惑をかける」と思うのではなく「お互いさま」という気持ちで、必要なときには休息することも大事なのです。

　あなたの心と体の SOS をキャッチするのは、他の誰でもないあなた自身です。これら 28 ページにある 3 つの症状に心当たりがあるのなら、何をおいても「休息を取る」ことを第一に考えてください。

体調が悪いのに「休まない」のは
みんなにとって迷惑なこと

　ここまでお伝えしても「自分は会社を休むことはできない」と考えている人は、きっと周りに迷惑をかけたくないと考える真面目な人なのだと思います。でも、体調が悪いあなたは、仕事のパフォーマンスも低下するのではないでしょうか。周囲にも「体調が悪そうだけど大丈夫かな……」と余計な心配をかけてしまうはずです。そう、体調が悪いあなたが休まないという選択をすることで、周囲に迷惑をかけることだってあるのです。あなたが休んだところで、明日あなたの会社はつぶれてしまうで

しょうか? きっと、そんなことはないですよね。誰かが会社を休んだところで仕事はどうにか回るものです。

　心の悲鳴も体のSOSも無視し続けたことで、人生が変わるような大きなダメージを受けた方が大勢います。「自分だけは大丈夫」なんてことは絶対に考えないでください。3大症状のうち、いずれかひとつでも心当たりがあるなら、しっかり休息を取り、その間は周囲に助けてもらいましょう。元気を取り戻すことができれば、今度は誰かが苦しくなった時にあなたが助けてあげられるのですから。

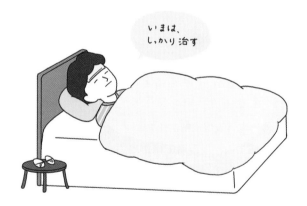

いまは、
しっかり治す

POINT

あなたが1日休んでも
会社は潰れない

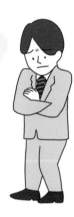

将来
どうなる？

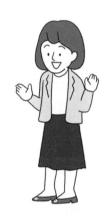

先のことは
気にしない

未来のことは誰も分からない
だから、考えなくていい！

　急速な変化を遂げる現代社会において、「この先はどうなるのか」をはっきり見通すことは容易ではありませんよね。しかも、2020年から猛威を振るっている新型コロナウイルスの影響もあいまって、私たちの働き方や暮らし方は、"強制的"に新たなステージへと進まざるを得ない状況です。こうした環境下では、不安な気持ちが膨らんでいくのも仕方がないことかもしれません。それでも、みなさんには忘れないでいただきたいことがあります。それは、「未来なんて誰にも分からない」ということです。誰にも分からないことに不安を募らせたところで、分からないものは分からない、その結果は変わりません。であるならば、「この先はどうなるんだろう」

と不安に駆られてしまった場合、私たちはどうしたらいいのでしょうか?

その答えはとてもシンプル。『今日を乗り切る』ことに集中すればいいのです。考えてみれば、一昔前の時代には、パソコンもスマートフォンもありませんでしたよね。その頃に働いていた人たちは、まさか人と直接会わず、電話やメールだけで仕事を進めるなんてことは想像もできなかったはずです。ビデオ会議も、世界各国の偉い人たちしか使えないような特別な技術だと考えていたでしょう。

時代や環境が変化すれば、人間は自然とその形を変えていける生き物です。あなたも例外ではありません。未来の形に合わせて、あなたは自然と、柔軟に変化できるのです。

ですから、無用な不安を抱え込んでまで、意義のある未来を作ろうとしなくていいのです。その場しのぎだっていいじゃないですか。目の前にある今日に集中できれば、明日という未来は自動的にやってくるのですから。今日も明日もあさっても、その場しのぎで無事に1日を乗り切っていきましょう。

不安の一つひとつを可視化すれば 心はもっとラクになる

変化の激しい現代においては、1年前のことが大昔のようにとらえられます。身の回りのデバイスも日々進化し、それに追いつくために焦る人も多いようです。

しかし考えてみてください。iPadがなくてもメモは取れますし、

腕時計でも充分にも役目は果たします。大事なことは目的を達成することです。

　無理して変化に適応しようとしなくても、高齢者がスマホを持つようになったことからもお分かりになるように、流行すれば自然と適応できます。

　ですから、選択肢があるうちはトレンドに合わせなくても大丈夫。エネルギーは、自分の目的を最大化させるために使いましょう。

　2019年が暮れるころ、新型コロナウイルスがこれほど世の中を混乱させるとは誰も思わなかったはずです。その影響で働く環境が劇的に変化し、コミュニケーションの取り方も大きく変わりました。

　ビジネスのあり方そのものも、この先どのように変化するかは、誰にも分かりません。

　どうなるか分からない先のことを気にしすぎると、不安はたちまち蓄積されます。それよりも、その場しのぎのように感じられるかもしれませんが、一日一日を乗り越えることに集中しましょう。そうすれば、先行きの見えない不安は解消されます。

　「今」だけに集中するのが一番楽ですが、それだけだとあまりにも場当たり的になるので、とりあえずは「今日一日」に集中することです。今日という日を乗り越えれば、明日は勝手にやってきます。

　それでも不安がぬぐえないときは、不安の根元を「見える化」することです。「見える化」は3つのステップで行います。

【STEP1】今のすべての不安を書き出してみる
【STEP2】やるべきことの優先順位をつける

【STEP3】一つひとつを終わらせるにはどうすればいいか考える

　書き出した「今の不安」が多くても、パニックになることはありません。なぜなら、全てを同時並行で行う必要はないからです。
　優先順位をつけて、今自分ができること一つひとつを片づけていくことで、仕事に対する不安感も少しずつ小さくすることができます。

POINT

優先順位をつけて
ひとつずつ片づける

自己主張できない：相手のダメージは脇に置く

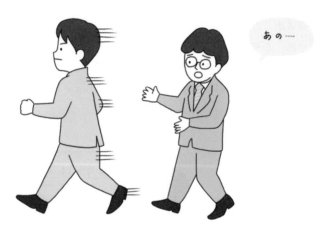

あの……

自己主張をすることは「相手を傷つけること」ではない

友人との会話や、仕事の会議や打ち合わせで、「自分は同意できないな」と思うことがありますよね。でも、会話の流れは自分の考えとは違う方向へどんどん進んでいってしまう。そんなとき、あなたは「こう思う」という意見をはっきり伝えることができますか？

もしかしたら、違う意見を言うと誰かを傷つけるかもしれない、その場の空気を壊してしまうかもしれないと考え、言葉を飲み込んでしまうかもしれませんね。

でも、あなたが「同意できないな」と考えていることは、別に誰かの人格を直接否定するようなものではないはずです。

例えば、仕事の打ち合わせでＡ案とＢ案のデザインを検討して

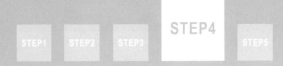

いるとします。斬新で派手なA案を推す声が多く、オーソドックスで落ち着いたB案はあまり人気がないようです。しかし、あなたはそのデザインを利用するターゲットが高齢者であることに加え、競合他社で評判がよかったデザインを事前に分析した上で、B案の方が絶対にいいと思っています。このとき、あなたが伝えようとしている意見は「A案よりもB案のほうがいい。なぜならこんな理由があるから」ということのはず。誰も傷つけないどころか、あなたの反対意見が会社の大きな利益につながる可能性だってあります。

友人との会話もイメージしてみましょう。仲良しグループで話していると、「みんなで夏休みに海外旅行に行こう！」という話題になりました。でも、あなたは仕事に必要な資格取得のために勉強中で、貯金もしたいと考えています。そんなことを知らない友人たちは、「いつにする？　どこに行く？」と大いに盛り上がります。

そこであなたが伝えたいことは、「私は事情があって行けないから、みんなで行ってきてね」ということです。これも、誰のことも否定してはいませんよね。友人たちはちょっぴり寂しいかもしれませんが、事情を話せばあなたを応援してくれるはず。

心が疲れてしまう人は、真面目で優しい人が多い傾向にあります。周囲を気遣うあまり、自分の意見もぐっと飲み込んでしまいます。でも、YESに押し流されてばかりでは、「本当はこっちにしたかったのに……」と後悔することもあれば、流れを決めた人たちを責めてしまう感情も芽生えてしまいます。そんな気持ちはなるべくなら

持ちたくないですよね。相手と違う意見を主張すること、NO を伝えることは、わがままでもなければ相手を否定することでもありません。

　始めのうちは勇気が要るかもしれませんが、少しずつでも言葉にして伝える練習をしてみてください。

　人にはそれぞれの考えがあり、意見があります。あなたが普段、誰かの意見に静かに耳を傾けているように、あなたの意見も誰かが耳を傾けてくれるはずです。

自分はなぜ意見を言うのが怖いのか？ 「メタ認知」で考え方のクセに気づこう

　自分の意見を伝えたら相手に嫌われるんじゃないか、と考えすぎてしまう。それは一種の"思考のクセ"のようなものです。発言したら場を白けさせてしまう、空気を読まないやつだと思われてしまう……。もしかしたら、過去に失敗したときのイメージがつきまとっているのかもしれません。

　失敗を恐れないためには自己肯定感を高めるのがひとつの方法ですが、"思考のクセ"は幼少期から長い時間をかけて育まれたもの。ですから、今すぐ自己肯定感を高めよう！　などと考えなくて大丈夫です。それよりもまず先に、自分の"思考のクセ"を知ることから始めてみましょう。ここで使うのは、「メタ認知」（36 ページ参照）という方法です。このメタ認知は、あなたが鳥になったつもりで、客観的な視点であなたと周囲の人たちを俯瞰して見ること。ネガティブな気持ちになっている時ほど、メタ認知を意識して自分と

周囲の関係性を俯瞰してみましょう。そうすれば、自分では大きすぎると思っていた悩みも、実は自分の思考のクセが"そう思わせていた"のだと分かるはず。メタ認知で重要なのは、自分の思考のクセに気づくことであって、クセを直そうとまでは思わないことです。どんな時に不安になり、ネガティブになるのかを把握して、ありのままを受け入れます。思考のクセのデータが蓄積していけば「自己主張するのが怖い」と考えてしまう自分への理解が深まり、誰かに意見を伝えようとする時の不安感も徐々に薄らいでいくことでしょう。

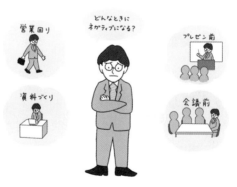

POINT

どんなときに不安になるかを
把握して受け入れる

ミスして相手を怒らせた：焦って切り替えてもダメ

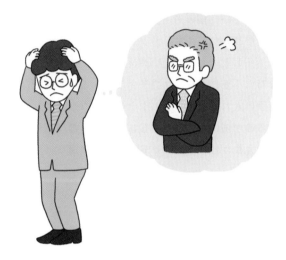

落ち込んでしまうのは
「がんばった証し」と考える

　ミスをして取引先や上司を怒らせてしまったら、誰だって落ち込みますよね。

　「自分はなんてダメな人間なんだ」

　「どうせ自分なんて何をやってもうまくいかない」

　そんなふう自分を責めて、ひどい自己嫌悪に陥ってしまう人もいるでしょう。気持ちを切り替えて前向きに取り組もうとしても、なかなかうまくいかないこともあります。**そういうときは、焦って気持ちを切り替えなくていい**のです。そんなことを言うと、「つらい気持ちを解消する方法はないの？」と責められそうですが、残念ながらミスを

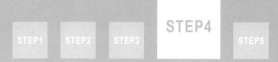

したということは変えようのない事実。誰かに迷惑をかけたとしたら、落ち込んで当然だと思うのです。むしろ、落ち込まない方が問題ではないでしょうか?

　想像してみてください。あなたが一生懸命作った資料を、後輩のAさんが間違えて消してしまったとします。悪気のないミスですが、その資料を作り直すのはとても時間がかかります。

　その時、Aさんがひどく落ち込み、反省しているようなら、あなたもイライラをなんとか鎮めて「また作ればいいからいいよ」と言えるでしょう。でも、Aさんが反省もせずにヘラヘラしていたらどうでしょうか? 「資料作りにかかった時間を返せ!」と、イライラが爆発してしまうかもしれませんよね。ですから、落ち込むことは人間として間違ったことではありません。むしろ、ミスをして落ち込んでしまうほど、仕事を真面目に取り組んでいた証ではありませんか?

　ゴミ箱にゴミを投げて外してしまったり、シャンプーの詰め替えを入れようとしてこぼしてしまったり、そんなどうでもいいことで失敗してもさほど落ち込まないはず。

　やる気があり、適当に仕事をしていないからこそ落ち込むのですから、それほどまでにがんばっている自分をまずは認めてあげましょう。

落ち込んでもいい期間は
1週間を目安にする

　「気持ちを無理に切り替えなくていいんですよ」と言うと、「じゃあどれくらいの期間なら落ち込んでいても大丈夫なの?」という質

問が返ってくることがあります。

　落ち込み方も人それぞれなので一概には言えませんが、大体１週間くらいであれば問題ないですよ、とお答えするようにしています。

　なぜ１週間が目安かというと、気持ちの落ち込みが２週間以上続いてしまう場合は、うつ症状を疑うケースもあるからです。もちろん、「１週間程度は落ち込んで反省しましょう」ということではなく、一晩寝ただけで気持ちを切り替えられるなら、それに越したことはありません。

　ここでお伝えしたいポイントは「気持ちを切り替えようと焦ること自体が、落ち込んでいる自分にとってあまり良くない」ということです。時間とともに自然と気持ちが上向きになっていくのを、急かさず、気長に待ってあげるようにしてくださいね。

「成功の途中」には
必ず失敗があるもの

　焦って気持ちを切り替えないようにするのと同時に、こんなふうにも考えてみるといいと思います。

　「失敗やミスは、成功への途中である」

　これは、特別な格言でもなんでもありません。

　今までのあなたの人生を振り返ってみてほしいのですが、成功にたどり着くまでには、たくさんの失敗がありませんでしたか？

　幼い頃には何度も転びましたよね。食べ物を何回もこぼしたでしょう。そんな失敗の積み重ねがあったからこそ、今は転ばずに歩き、こぼさず食事することができるはずです。

　新米社会人の頃には名刺交換すらおぼつかないし、コピーの部数を間違えたり、まともに電話もできずに怒られていた人でも、しばらくたてば一人で商談に行き、契約を持ち帰るまでに成長します。

　失敗やミスをして落ち込むことは、人を成長させるための必要な経験値。成功への過程には、いくつもの失敗やミスが絶対に待ち受けているものだと考えて、必要以上に自分を責めたりするのはやめましょう。

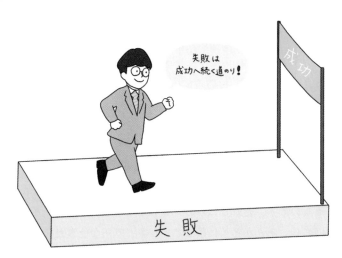

POINT

失敗やミスは
成長の経験値になる

ToDoが終わらない：必ず今日中に終える必要はない

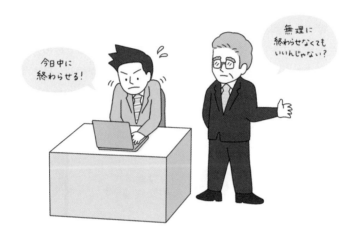

タスクを取捨選択して
今日中にやるべきこと"だけ"をやる

ToDoリストのタスクがなかなか減らないと、焦りや不安が湧いてくるものです。時計とにらめっこしたり、今日も残業かとため息をついたり。そんなときに限ってイレギュラーな仕事が発生したりして、パニック状態になることもありますよね。

そんなときは全てを今日中に終わらせようとせず、ひと呼吸置きましょう。そして、「なんとしても今日中に終わらせなければならないもの」だけに集中するようにしてください。

忙しくなる月末、あなたの1日のToDoが、こんな感じだったとします。

STEP1　STEP2　STEP3　**STEP4**　STEP5

① 急なクレームへの対応
② 明日の打ち合わせの取引先と、事前確認の電話をする
③ 月末の請求書をまとめて、部長決済をもらう
④ 昨日の会議の議事録をまとめて関係者に回覧する
⑤ 来週入社の新人のために研修マニュアルを更新する
⑥ チームのメンバーと月末の振り返りで面談を実施する

　すべてをキレイに片づけたい！ という気持ちは十分分かりますが、「時間内に終わらない、残業確定だ……」と頭を抱えているなら、あなたがやるべきことはひとつ。

　「今日はやらなくていいこと」を切り捨てるのです。この中で見ると、①②③は今・明日・月末という"リミット"が迫っているものなので、今日中に終わらせるタスクに入れましょう。しかし、④⑤⑥については、関係者にひと言断りを入れたり、手伝ってもらうなどすれば、「今日でなくてもいい」と判断できる可能性はありますよね。今日のタスクを取捨選択して道筋をつけることができたら、作業が中途半端でも、あとは「明日でいいや」と割り切って帰りましょう。

中途半端なところで終えると
明日のエンジンがかかりやすい

　さらに、「今日の仕事が終わらない！」とパニックになってしまいがちな方に朗報です。

　実は、仕事は完璧に終えてしまうよりも、「中途半端なところ」で終える方が翌朝やる気を起こし、仕事のエンジンがかかりやすいということが分かっています。

　これを「ツァイガルニック効果」といいます。

　みなさんも経験があるのではないでしょうか。例えば、1ヵ月がかりの仕事を抱えていた場合、その期間中は気持ちがピンと張り詰めていて、出社したらすぐにエンジン全開で仕事をするでしょう。1ヵ月後、その案件が無事に終わってしまうと、出社してもなんだかスイッチが入らず、まったりモードになってしまう。

　私たちの脳は、終わったことは "もう覚えておく必要のないもの" として整理していきます。もちろん気持ちはスッキリするのですが、「あれをやらなきゃ！」というもやもやがないために、翌朝のやる気スイッチがなかなか入らない状態になるのです。

　「ツァイガルニック効果」は、仕事が終わっていない中途半端な状態のもやもやこそが、翌朝からの仕事をアクセル全開でスタートさせるための原動力になるというもの。

　ですから、翌日に持ち越せそうな仕事は今日中に終えてしまわず、中途半端に終えるのも仕事効率アップのための戦略のひとつだと考えましょう。大量の仕事に焦りがちな人は、ぜひ「ツァイガルニック効果」を思い出すようにしてください。

幸せを犠牲にしてまで
やるべきことは存在しない

　昨今の働き方改革で、残業時間の見直しを行う企業も増えてきまし

た。それでも、激務によって心身ともに疲弊したり、休日出勤で家族を犠牲にしている人は、決して少なくないのも事実でしょう。

　忘れないでいただきたいのは、今日のToDoをさばくことよりも、大切なものがあるということです。それは、「自分の幸せ」と「愛する人の幸せ」です。このふたつを犠牲にしてまでやるべきことは、この世には存在しません。

　仕事と幸せを天秤にかけたとき、切り捨てるべきは“幸せ”ではありません。そのことを第一に考えて、切り捨てるべきものを決めましょう。

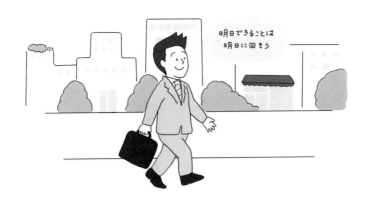

明日できることは
明日に回そう

POINT

「幸せ」を犠牲にしてまで
やるべきことは存在しない

職業適性への不安：仕事を好きにならなくてもいい

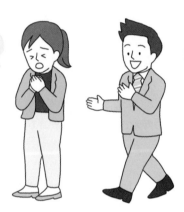

失敗した

助かったよ

仕事を好きにならなくても
転職を繰り返してもいい

　毎日がんばってはいるものの、「どうしても今の仕事を好きになれない」「この仕事が向いていない気がする」と悩む人がいます。

　仕事を続けるためのモチベーションは人それぞれ。業務はきついけれどお給料がいいからがんばれる、という人もいれば、お給料は低いけど誰かを笑顔にできるから続けられる、という人もいます。

　10人いれば10の仕事の価値観がありますが、多くの人が憧れを抱くのは、「この仕事が天職です」と断言できる人ではないでしょうか。たしかに、そういう人は、ちょっとやそっとの障害をものともせず、強い信念や使命感をもって仕事に打ち込んでいるように見えます。テ

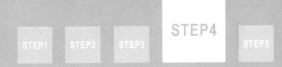

レビや雑誌でも、ひとつの業を極める人たちを「仕事人の鑑」のように取り上げます。しかし、誰しもが天職に出会えるかといえば、そうではないのが現実ですよね。でも、これは悲観すべきことでもなければ、自分の運命を呪うようなことでもありません。

　天職に出会っていないということは、言い換えれば、いろいろな仕事への適性と、成功の可能性を持っていることに他ならないからです。

　今取り組んでいる仕事も、自分では「適性がない」「好きになれない」と考えているかもしれませんが、何年も続けられているのなら、それはじゅうぶん「あなたに向いている仕事」だといえるでしょう。もちろん、無理をしてでも続けなさいと言うつもりはありません。払うべき犠牲が多く、心が擦り減る毎日を送っているようなら、今の仕事を辞めるという選択肢も大いに検討すべきです。

　「転職は逃げだ」と考えてしまう人もいるようですが、むしろ逆ではありませんか？　転職は、前向きに仕事に取り組める環境に身を置きたいという、働く意欲の表れ。そもそも、働く環境がガラリと変わる転職は、相当なエネルギーを要します。ですから、転職回数が多い人は働く意欲がとても高い、前向きな人だと思うのです。

POINT

天職に出会えなくても
あなたの価値は下がらない

PART
12
結果を出せない：
いつも全力投球だと
逆効果

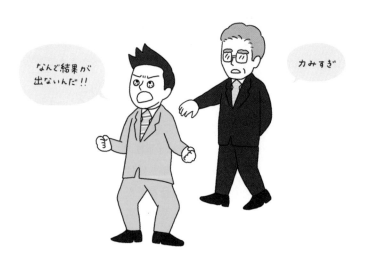

いつも100点を目指さない
全力投球は息切れのもと

常に完璧を目指してしまい、どうしても手を抜けないという方がいます。「全力投球すること」「精一杯やること」は美徳だと思いますが、いつでも100点満点を目指していたら、エネルギーが枯渇して疲れ果ててしまいます。

プロ野球のピッチャーでも、毎試合すべて投げ切るわけではありませんよね。最初だけ全力投球して途中で交代したり、登板した後は数日間休息したりします。

肉体的にも精神的にもタフなプロのアスリートでも、「全力投球」と「休息」をしっかり使い分けているのです。毎日休まずに全力投

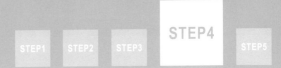

球を続けていたら、疲労がたまるのはもちろん、大けがをしてしまうことだってあり得ます。

　私たちの生活もまったく同じこと。全力投球することはとても立派ですが、その努力が必ずしも報われるわけではありません。全力投球していても、うまくいかないことや失敗してしまうことは山ほどあります。

　そんな日々が続いてしまうと、身も心もヘトヘトになってしまい、精神的に追い込まれる可能性が高くなるでしょう。

　そう考えると、「いつでも全力投球」は仕事のパフォーマンスを上げるどころか、下げる要因になると言っても過言ではありません。思い出してもらいたいのは、「60点で合格」ということ。自分ができる範囲でぼちぼちやる、という心構えは、心身ともに疲弊して立ち上がれなくなってしまう事態を避けるための、自己防衛策なのです。

　手抜きしてもいいところは手抜きする。疲れがたまってどうしようもないときは休む。完全無欠の人間など目指さず、60点で合格を念頭に置いて"心に余裕をもてる"状態で仕事に向き合っていれば、いつかきっとあなたが望む結果はついてきますよ。

あなたの人生には
「うまくいっていること」がたくさん

　「もっともっとがんばらないと！」と考えてしまう背景には、「こんなにがんばっているのに、なぜうまくいかないのだろう」と、自

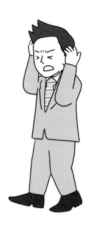

分への不満を抱えている場合も多いものです。

　うまくいかないことが続いてしまうと、自分の悪いところや失敗ばかりにフォーカスしてしまい、物事を客観的に見られなくなる「**心理的視野狭窄（しんりてきしやきょうさく）**」という状態に陥ることがあります。

　そんなときは客観的にあなたと周囲を見渡してみてください。仕事で結果を出せなくても、本当に「うまくいかないこと」ばかりなのでしょうか？　きっと、そんなことはないですよね。

・大好きなアーティストのライブチケットを購入できた。

・仲の良い友人と久々に食事をして、楽しい会話ができた。

・休日に遊園地に出かけて、家族が喜ぶ顔をたくさん見られた。

・スーパーのタイムセールで大好きなマグロをお得に買えた。

　自分の周りには「うまくいっていること」が意外なほどたくさんあるはずです。これらは、決して"ちっぽけな幸せ"なんかじゃありません。人生を豊かにしてくれる"かけがえのない幸せ"です。自分と愛する人たちのかけがえのない幸せを慈しむ余裕がなくなってしまわぬよう、うまくいかないときこそ、「うまくいっていること」にフォーカスしてみてくださいね。

嫌な人間関係からは 全力で逃げよう

　職場にはいろいろなストレスがあります。3大ストレスと言われているのが、①人間関係、②仕事の量、③仕事の質ですが、このいずれかで悩んでいる人も多いのではないでしょうか。

　特に①人間関係は、自分がどんなに全力投球したところで、状況が改善しないことも多い問題です。無理難題を押し付けてくる上司、無責任な同僚、やる気のない後輩など、あなただけがいくらがんばっても、相手が変わらなければストレスは軽減されません。

　他人を変えることはとても困難なことです。だからこそ、人間関係に疲れているのなら、自分から距離を置いてしまいましょう。

　仕事上の接点をなくすことは難しいかもしれませんが、まず「その人をどうにかしよう」と考えるのはやめる。いわば、自分の心の中でその人に見切りをつけて、心の距離を取るようにします。

　あなたは会社に仕事をしに来ているのですから、「自分の仕事をぽちぽちやる」だけで十分です。貴重なあなたのエネルギーを「いやだな」と思う人たちに使うなんてもったいないこと。自分のために大切に使いま

しょう。

「がんばる」には段階がある
ギアチェンジして上手に乗りこなそう

　100点を目指さずに「60点で合格」を目指しましょう、とお伝えしてきました。実はこれと似たような考え方で、「"がんばる"は種類で分けられる」ということもお話しておきたいと思います。

　私たちはどうしても、「がんばる」＝「100点を目指すこと」「全力投球すること」と考えがちです。しかし実際には、"がんばる"は1種類だけではありません。いくつもの種類を使い分けるからこそ、仕事にもメリハリが生まれ、効率よく"がんばる"ことができるようになるのです。おすすめは、次の**6種類の"がんばる"を使い分ける**こと。

①**全力でがんばる**
└エンジン全開で全力投球! 100点を目指して取り組む。
②**ちょっとがんばる**
└いっちょやってみるか、というイメージで100点は目指さない。
③**できる範囲でがんばる**
└困ったら誰かにヘルプをお願いすることを前提に考える。
④**ぼちぼちがんばる**
└とりあえず放置して、目の前に期限が迫ってきたらやる。
⑤**余裕があればがんばる**
└他にやることがなければやってもいい、程度の気持ちで。
⑥**"誰かが"がんばる**

└自分以外の誰かががんばってくれると考える。

　精神的に疲れてしまいやすい人は、真面目で優しい人が多いがゆえに、「余裕があればがんばる」「"誰かが"がんばる」ことでさえ自分で仕事を取りに行き、「全力でがんばる」に変換してしまいます。
　そんな方こそ6種類の"がんばる"を積極的に使い分けて、力の抜き方を覚えていきましょう。

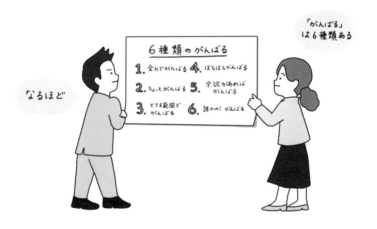

POINT

6種類の"がんばる"を
使い分ける

心のメンテナンス法④：マインドフルネスウォーキング

じっとしていることが落ち着かないという方には、呼吸法はしんどいかもしれません。そういう方には、「マインドフルネスウォーキング」がおススメです。やり方はいたって簡単で、肌に感じる風や、靴を通して感じる地面の感覚など、五感に集中して歩くだけです。ただ、ポイントがいくつあります。

■通勤途中など、「ながら」で行うと、出勤や目的地に意識がいくので避ける。「歩くために歩く」ことが重要。

■不快になる音や景色が入ってくると心が乱れるので、そういう場合は仕切り直す（安全な場所で立ち止まり、深呼吸をしてから再スタート）。

■15分くらい、毎日行う。

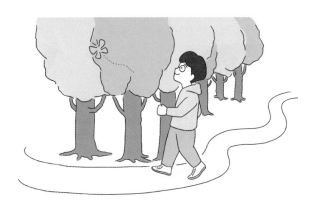

　視覚や聴覚など、特定の感覚に集中することから、この方法は「マインドフルネスウォーキング」と呼ばれています。雑念が浮かんでも「今あること」に集中しやすくなりますし、呼吸法（P110〜参照）と異なり、じっとする必要もないので、誰でも実践しやすいところがポイントです。

　目に優しい緑、広がる大海原、鳥たちのさえずり、崩れる波の音、土や潮の匂いなど、森や海など自然豊かな環境で五感を研ぎ澄ませながら、感覚に集中すると大きな効果が得られるでしょう。そういう環境が身近にない人でも、近所の大きな公園や、ちょっと郊外に移動すれば、きっと適した環境はあるはずです。

STEP 4

理解度チェック

☐ 「目の前にあること」に
集中する

☐ 小さいことでも
挑戦することが大事

☐ 評価の基準は
身近で好きな人

☐ 優先順位をつけて
ひとつずつ片付ける

☐ 「何に不安を感じるか」を
把握して受け入れる

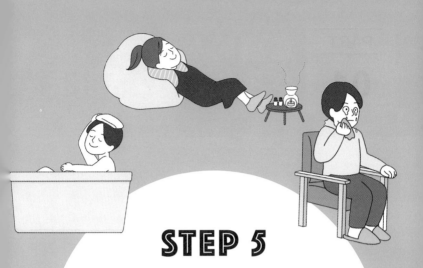

STEP 5

心を軽くする5つのテクニック

ここからは、心にある負担を少しでも減らしてくれるちょっとしたテクニックをご紹介します。日々のルーティーンのなかに組み込めば、きっとストレスを減らしてくれるはずです。

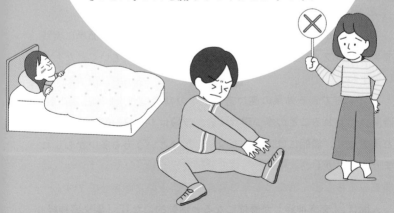

意識的な バスタイムの活用法

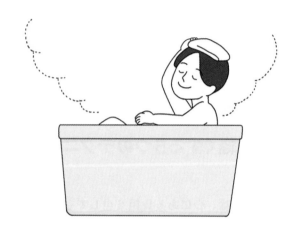

簡単なセルフメンタルケアは 「お風呂」にゆっくり入ること

ストレスから身を守るための心の対処法を覚えたら、簡単に実践できるセルフメンタルケア術も生活の中に取り入れていくとなおいいですね。

今日からできる効果の高い方法、そのひとつが"お風呂"です。時間に追われることの多い現代社会。普段はシャワーだけでパパッと済ませて、湯船にはほとんどつからないという方も多いかもしれません。しかし、入浴は心と体の緊張をほぐし、リラックスした状態をもたらしてくれるとても効果的な"ストレス撃退法"です。

人間は、「交感神経」が優位になると活動的になり、「副交感神経」

が優位になるとリラックス状態になる、ということは今までも説明してきたとおりです。

　布団に入ってもなかなか寝付けないときは、この交感神経のスイッチを切れていないことも多いのですが、入浴は交感神経のスイッチをオフにし、副交感神経のスイッチをオンにしてくれる手軽な方法。1日の終わりにもってこいのリフレッシュ法なのです。

　汚れや不要な皮脂を落として体を清潔にするだけならシャワーでも構いませんが、リラックスするための入浴の目的は、湯船に使って体温を上げ、血流をよくすることにあります。

　血流がよくなると、蓄積された疲労物質や二酸化炭素が除去され、新陳代謝がアップ。さらにお風呂の浮力によって重力から解放されることで、1日働いてガチガチになった肩や首のこり、筋肉もほぐれて体が軽くなります。発汗を促すために半身浴を行うという方もいますが、就寝前の入浴はしっかり体を温めるのがポイント。肩までしっかりお湯につかるようにしましょう。

効果的な入浴方法は「41℃」のお湯に「10分」程度

お湯の温度は「41℃」前後が目安です。この温度が、心地がいいと感じる人が多いのだそうです。もちろん、人によって多少好みがあるでしょうから、自分が気持ちいいなと感じる温度で問題はありません。

　ただし、42℃以上にしてしまうと、活動的になる交感神経のス

イッチが入ってしまい逆効果に。その点だけ気をつけてくださいね。

　入浴時間は10分程度、最大でも15分を目安にしましょう。体の深部体温を上げることを意識して、ゆっくりとつかります。

　普段から入浴の習慣がない人は、「10分は結構と長いな……」と感じるかもしれませんので、のぼせそうになったり息苦しさを感じた場合は、無理せずにいったん湯船を出て何度か分けて入り、トータルで10分程度なら構いません。湯船につかって体の深部体温が上がると、お風呂から上がってもポカポカした状態が続きます。人によっては、「あつい！」と感じる場合もあるかもしれません。

　ただ、扇風機やクーラーなどで急速に体を冷すと、血管を収縮させてしまい、血圧も変動してしまいます。

　タオルで体を拭いたら、入浴後15分程度は体を温めたまま、静かに過ごすようにしてください。

　ここで、リラックスするための入浴方法をおさらいしましょう。

　①　お湯の温度は「41℃」が目安（42℃以上は逆効果なので注意）
　②　湯船には肩までしっかりつかる
　③　入浴時間は10分程度（3回に分けて10分でもOK）
　④　入浴後15分は安静にする（体を急激に冷やさないよう注意）

　もちろん、入浴前後は水分補給もお忘れなく。

　ちなみに、せっかく入浴してもその後ゲームに興じたり、テレビを見て夜更かししてしまっては意味がありません。

　入浴したら、90分後には就寝するようにしましょう。この「90

分」という数字にも、実は根拠があります。

　入浴後の体の深部体温は、通常よりも約1℃ほど高くなっています。この1℃が徐々に下がり、いつもの体温に戻るまでにかかる時間が90分と言われています。

　自然な眠りは、この深部体温が徐々に下がっていく過程で導かれるのです。就寝までの90分間は、照明を少し落として好きな音楽を聴いたり、読書を楽しむなどして、「ぐっすり眠るための準備の時間」として使うようにしてください。

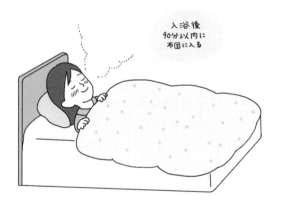

入浴後
90分以内に
布団に入る

POINT

深部体温の下降が
自然な眠りのキモ

涙活

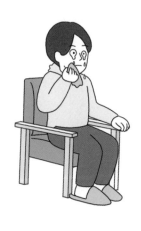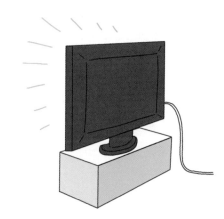

泣きたいときに我慢は禁物
「涙活」はいいことづくめ

　つらいことや悲しいことがあっても、ぐっと涙を堪えてしまうことがあります。周りに心配をかけてしまうから、人前で泣くなんてカッコ悪いから……とっさに自制心が働いて、泣きたいという感情を抑え込んでしまうのです。

　しかし、**涙を流すことは心のためにはとても良いこと。なぜなら、「カタルシス効果」、日本語では"浄化"という意味の効果がある**からです。感動する映画や悲しいドラマを見てボロボロ涙を流した後は、なぜか気持ちがすっきりしている、という経験があるのではないでしょうか？

　涙を流すことには、副交感神経を刺激して、自律神経のバランス

を整える効果があります。そのため、大泣きするともやもやしていた心がスーッとして、リラックス状態になれるというわけです。

誰かの前で泣くことで
SOSを発信できる

　家の中でたった一人、映画やドラマを見てひっそり「涙活」をしてもいいのですが、もちろん人前で泣いたっていいんですよ。

　あなたの愛する人や親しい友人が目の前で泣いていたら、あなたはどうしますか？　おそらく心配になって「どうしたの？ 何かあった？」と尋ねるはず。

　相手は、あなたが心配してくれたことで、つらかったことや悲しい気持ちを話してくれるでしょう。あなたはそんな胸の内を聞き、自分にできることはないか考えると思います。

　自分が泣いた場合でも、それは同じこと。あなたがどうすることもできない悩みを抱えていたとしても、涙を流してSOSを発信することで誰かが力を貸してくれるかもしれません。

　直接的な解決には至らなくても、涙を流せたこと、悩みを吐き出せたことで、すっきりした気持ちになれることだってあるでしょう。「人前で泣いてはいけない」「大人ならメソメソするな」という世間の誰かが押し付けた常識を気にすることはありません。

　自然に出てくる涙を無理にせき止めてしまうのは、あなたの心と体にとって良くないことなのです。せめて信頼できる人の前では、つらい気持ちを封印しないでください。

「この人の前なら泣ける」という人を
元気なうちに作っておく

　涙を見せる相手は、長年の付き合いのある恋人や親友、家族といった関係性でなくても構いません。毎日一緒に仕事をしている同僚や先輩、プライベートでよく顔を合わせる友人などでもいいのですよ。

　ただし、心身ともに疲れ果ててしまった状態では、人とコミュニケーションを取ること自体が億劫になってしまいます。ですから、少しでも元気なうちに「この人の前なら泣けそうだな」という存在を見つけておくことをおすすめします。

　自分が泣いてしまったら相手に迷惑がかかるのでは……なんて考えないでください。むしろ、あなたが特定の人の前で涙を流せれば、それは大きな自己開示にもなり、相手も心を開いてくれる効果があるのです。

　逆に、誰かがあなたの目の前で涙をボロボロとこぼしはじめたら、相手はあなたに心を開いているということ。気が済むまで思いっきり泣かせてあげてくださいね。

　人間は、いつでも強くいられるわけではありませんよね。弱い部分もたくさん持ち合わせていますよね。でも、その弱さがあるからこそ、人の痛みを理解できる魅力的な人になれると思うのです。

　泣くことを "臆病" とか "弱虫" だという人もいますが、むしろ、自分の心の声に耳を傾けて素直に涙を流せることは、みずみずしい感受性を持っている証拠ではありませんか?

　小さい頃には誰しもが大声を出して泣き喚いていたはずなのに、我慢することに慣れてしまった大人は、泣くことに対していつのま

にか臆病になっています。**もしあなたが素直に涙を流せたのなら、それは「強さ」であり「勇気」なのです。**勇気を出して、いつだって何度だって、泣いて、泣いて、泣きまくりましょう。そうすることで、あなたはスッキリした気持ちで前を向くことができるのですから。

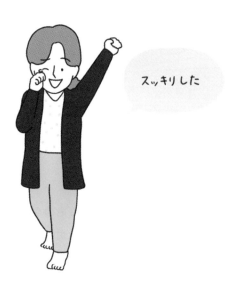

スッキリした

POINT

泣くことは我慢せず
スッキリと前向きに

甘いものは
ストレスのもと

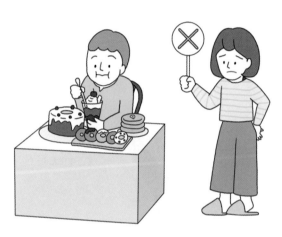

甘いものを食べると
血糖値が乱高下する！？

　ここまではリラックスに効果的なものをお伝えしてきました。さて、突然ですがみなさんにクイズを出したいと思います。

　甘いものは「疲労回復やストレス解消にいい」というのは、本当でしょうか？

　衝撃の事実かもしれませんが、答えは「NO」です。仕事で疲れると、チョコレートをかじってみたり、あめをなめてみたり……ついつい甘いものをつまみたくなる気持ちも分かります。しかし、「甘いもの」を食べて糖分を摂取すると、さらなる疲労とストレスを生み出してしまうことがあるのです。

　その原因は、「血糖値」にあります。糖分を摂取すると、この血

糖値が急上昇します。血糖値を下げるためには、すい臓からインスリンという物質を分泌する必要がありますが、血糖値の急激な上昇に慌てたすい臓は、インスリンをどのくらい分泌していいか分からなくなってしまいます。結果、必要以上にインスリンを分泌してしまい、血糖値を一気に下げてしまうことがあるのです。

　血糖値が下がりすぎてしまうと、脳に行きわたるはずの糖分が届かなくなり、頭がぼーっとしてしたり、時には意識が薄れてしまう深刻な事態に陥ることも。動悸や手足の震えなど、体にもさまざまな症状が出ることがあります。血糖値の急上昇と急下降、その乱高下は体に大きな負荷をかけてしまいます。血糖値は、糖尿病などの持病を持っている方だけが注意すればいい、というものではありません。

　健康な人でも、甘いものを食べるときには十分に気をつけてほしいと思います。

甘いものを食べたら
軽い運動をしよう

　そんなことを言われても、「じゃあどう気をつければいいの？」と思いますよね。小腹が空いて仕事に集中できないとき、間食をすることで集中力が戻ることもあるでしょう。甘いものを間食する際のポイントは、食べた直後に軽い運動を行うことです。

・デスクから離れて階段を上り下りする。
・その場でちょっとしたストレッチを行う。

・デスク周りや給湯室の掃除をしてみる。

このように、本当にちょっとした運動で構いません。要は、じっとしていないで「体を動かす」ことが重要なのです。軽い運動を行うと全身の血流がよくなり、手足などの細い血管にも血が巡ります。血流が分散することで、胃腸に流れる血液は減少し、糖分を吸収しようとする働きも鈍くなります。すると血糖値の急激な上昇を抑えられるため、すい臓が過剰なインスリンを分泌して血糖値を急降下させることもなくなるのです。

「"甘いもの" と "軽い運動" は必ずセット」

間食時にはこれを徹底して、余計な疲労やストレスを自分から呼び込まないようにしましょう。

ちなみに、血糖値の乱高下を「血糖値スパイク」と呼びますが、食後血糖値が 140mg/dl 以上の人は、血糖値スパイクを持っている可能性があります。普段から食後血糖値を測る機会はあまりないと思いますが、健康を維持するのは毎日の "小さな心掛けの積み重ね" であることを覚えておきましょう。

甘いものの代わりに
日光浴もおすすめ

空腹感を紛らわせるのではなく、気分転換したいときに甘いものに手が伸びてしまうという人は、習慣そのものを見直してみるのはいかがでしょうか?

リフレッシュするためには副交感神経を刺激するのが効果的ですが、オフィスという交感神経がオンの場で、副交感神経に切り替えるのはな

かなか難しいですよね。

　そこでおすすめなのが、オフィスの外に出て軽い散歩を行ったり、窓際で作業をするなどして日光浴をすること。こうするだけでも、体が温まって血流がよくなり、リラックス効果が得られます。

　疲れにくい体は、ちょっとした工夫で作れるものです。ルーティーンになっている自分の習慣を一気に変えることは容易ではないかもしれませんが、少しずつでも見直していけるといいですね。

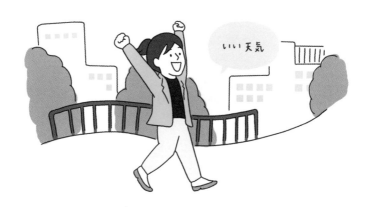

いい天気

POINT

疲れにくい体は
ちょっとした工夫で作れる

甘く見られない
「香り」の効果

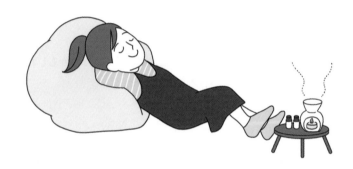

医療でも使用されている「香り」
おすすめの匂いは？

　おうちでのリラックスタイム、みなさんはどのように過ごしていますか？

　照明を少し落として音楽を聴いたり、美しい風景をおさめた写真集を眺めたり、ネット仲間と一緒にゲームに興じたりと、その方法はさまざまですよね。中には、お香を焚いたり、アロマキャンドルをつけたりして、「香り」に癒やされているという方も多いのではないでしょうか。この「香り」によるリラックスタイム、実はストレス解消にぴったりなんです。特にアロマオイルは、実際の医療の現場でも不安感を落ち着かせるなどの効果があるとして、いろいろなところで活用され

STEP5

STEP1　STEP2　STEP3　STEP4

ているんですよ。

　一言に"アロマ"といっても、その香りや効能・効果は多彩。とても奥が深い分野なのですが、中でもリラックス効果が高いとされるのが「ラベンダー」の香りです。

　ラベンダーは見ても美しい青紫色の花で"ハーブの女王"と呼ばれてきました。その華やかな芳香は、いろいろな研究で「たかぶった交感神経を抑制してくれる効果がある」と分かっています。

　ですから、慌ただしい1日を過ごしてなかなか交感神経をオフにできないときや、重要なイベントを控えて今日はぐっすり眠りたいというときには、アロマオイルを使ってラベンダーの香りを取り入れてみるといいでしょう。

お風呂には直接入れないよう注意！
アロマオイルの楽しみ方

　アロマオイルは多彩な使い方ができるのも魅力のひとつです。

　選ぶ際のポイントは、不純物の入っていない精油を選ぶこと。よく分からないという人は、アロマオイルの専門店で店員さんに尋ねてみるか、ネットで購入する際には成分表が表示されている通販サイトから購入するといいでしょう。

　アロマオイルは小さな小瓶に入っているものがほとんどなので、持ち運びにも便利です。ただし、香水のように直接肌には付けることはできません。仕事中も香りを楽しみたいときは、ハンカチに精油を数滴だけ染み込ませていくとほのかな香りが楽しめます。

　また、リラックス効果のある"入浴"に活用するのもおすすめです。ここでも、普通の入浴剤のように湯船に直接精油を入れないよう注意してください。

　精油はその名の通り「油」で水には溶けないので、肌に付着した精油が予期せぬトラブルを引き起こす場合があります。

　あくまでも楽しむのは"香り"ですから、洗面器にお湯を入れてそこに数滴の精油を入れ、浴室に広がる香りを楽しみましょう。

　エビデンスが裏づけるリラックス効果の高い香りは「ラベンダー」とお伝えしましたが、アロマオイルにはたくさんの香りがあるので、専門店で実際に匂いを嗅がせてもらったり、自分に合った効能・効果が書いてあるアロマオイルを試してみるといいと思います。

「匂い」と「感情」の
蜜月な関係とは？

　少し難しい話にはなりますが、脳の解剖学的な面から分かる「匂い」と「脳」の関係についてもお伝えしておきましょう。

　私たちが匂いを感じているのは鼻、もっと言うと嗅覚ですが、実はその嗅覚を支配する「嗅神経（きゅうしんけい）」と呼ばれる神経は、脳のちょうど真ん中の領域を走っています。

　この"真ん中の領域"は、記憶をつかさどる海馬や、感情をつかさどる扁桃体などが集まっているエリア。つまり、匂い・記憶・感情は、脳の中の"ご近所さん"として、普段から密接に関係し合っているのです。

　例えば、道を歩いていてふと花の香りがしたときに、「なんだか懐かしいな」と思うことはありませんか？

　お母さんが作ってくれる煮物の匂い、昔に好きだった人の匂い、おばあちゃんの家の匂いなど、香りから過去の記憶を思い出したり、そのときの感情がよみがえったりした経験は、きっと誰にでもあるはずです。逆に、嫌いだった上司がつけていた香水の匂い、ひどい振られ方をした恋人が使っていたシャンプーの匂いなど、嫌な記憶を思い出すことも。

　このように、匂いは記憶・感情と密接な関係性にあるがゆえに、良い効果・効能を得るためには、「自分が心地よいと感じる香り」を選ぶことも重要なポイントです。

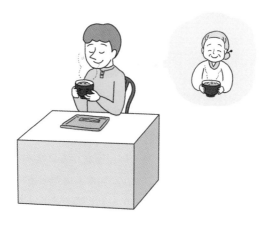

POINT

香りは記憶と
強く結びついている

ストレスを減らす
ストレッチ

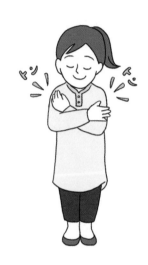

無理しない、焦らない、ラフでいい！
あなたらしく働くためのおさらい

　緊張や不安、疲れやストレスは、何よりも日頃からためすぎない
ことが大切です。「ちょっとしんどいな」と思ったら無理せずゆっ
くり休む、「自分には荷が重いかも」と思ったら60点合格でほど
ほどにやる。

　がむしゃらにがんばっている人たちに流されず、マイペースを貫
いて、つらいことよりも心地よいことにフォーカスした日々を送り
ましょう。

　仕事を途中で終えるのも、翌日の効率アップのポイント。定時で
切り上げて大好きな映画を見たり、本や漫画を読んだり、気の置け

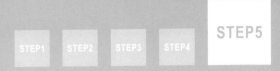

ない友人と美味しい食事を楽しむなどして、リフレッシュしましょう。

　人生の多くの時間を費やさなければならない「仕事」ではありますが、人生の全てではありません。仕事でうまくいかないことがあっても、それはあなたの人生の"ほんの一部"にすぎません。あなたが仕事にやりがいを持てなくても、あなたの仕事は必ず誰かの役に立っていますし、誰かの笑顔につながっていることを忘れないでくださいね。

エビデンスに基づく
癒やしのポーズ「バタフライハグ」

　毎日がんばっているあなたに、とっておきの"癒やしのポーズ"をお教えしようと思います。

　その名も「バタフライハグ」というポーズです。

　やり方はとても簡単。座ったままでもできるので、ぜひやってみてください。

【バタフライハグ】

①　今あなたが解消したい不安、心配事、悩みを頭の中に描きます

②　ゆっくりと両目を閉じます

③　右手を、前からゆっくり左肩に置きます

④　左手を、右腕に交差させる形で前からゆっくり右肩に置きます

183

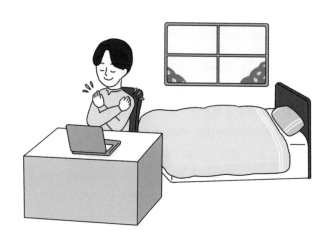

⑤　左右の肩を交互にトン、トン、トン、トンとたたきましょう

⑥　たたく速さは 0.5 秒置き、左右で 1 秒程度を目安に。約 2 分間リズミカルにたたき続けてください

　いかがでしょうか？　自分を抱きしめるようなポーズで肩を叩き続けるだけなので、とっても簡単ですよね。

　このバタフライハグ、実は EMDR（Eye Movement Desensitization and Reprocessing：眼球運動による脱感作と再処理法）という、PTSD（心的外傷後ストレス障害）に対する心理療法から派生したもので、精神疾患などでも治療の成功例がたくさん報告されているポーズなのです。

　バタフライハグを考案したのは、メキシコのアルティガス博士。メキシコで起きたハリケーン、そして大きな地震の際に、被災者のトラウマを軽減する目的で誕生し、その癒やしの効果に注目が集ま

りました。

　以来、不安や心配事を軽減するポーズとして、メンタルケアを行う現場で広く用いられています。

「会議で発言を求められても緊張してうまく答えられない」

「苦手な先輩と外回りに行かなければならない」

「大事なプレゼンを明日に控えている」……などなど、毎日の仕事は緊張や不安を感じることがたくさんありますよね。

　少ない動きと短い時間で効果を期待できるバタフライハグは、ポーズを覚えておきさえすれば、ちょっとしたすきま時間やトイレ休憩でも手軽に行えます。リモートワーク中なら、デスクワーク中も負担がなくできるポーズですよね。

　心が疲れ切ってしまう前に、様々なセルフメンタルケアを取り入れて、リラックス上手を目指していきましょう。

POINT

手軽なポーズを
メンタルケアに取り入れる

心のメンテナンス法⑤：
4行日記

「呼吸法ができるほどじっとできない」「体を動かす気力もない」。そんな方でも大丈夫。もっとお手軽な方法があります。1日の最後に次のような日記を書いてみましょう。

1. 今日上手くいったことを3つ箇条書きにする（1行にひとつ）。
2. 4行目に、明日への祈りや願いを書く。

1.にはそんなに大層なことを書く必要はありません。例えば「時間通りに起きた」「午前中に洗濯物を干した」「ゆっくり満月を見ることができた」など些細なことで充分です。自分を褒めてあげられる行動や、心地よい時間を作れたことなど、思い出すとうれしいことを3

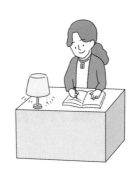

つ書きます。ポイントは、この「3つ」という数です。ひとつでも4つでもダメで、3つにする理由は、日によって差をつけないためです。

　ある日は張り切って10個書いたとして、次の日は2個しか書けなかったとなると、自分のなかで比較が生まれてしまい、「昨日はよかったのに今日は最低」と思ってしまいます。日記を書く目的は自分のいいところに目を向ける習慣をつけるところにあります。小さな成功体験を積み重ねて、心の傷をメンテナンスします。そのためにも3つという数がちょうどいいのです。そして最後にポジティブなメッセージを明日に向かって書くことで、あなたがあなた自身にエールを送りましょう。

STEP 5

理解度チェック

☐ 「深部体温」の下降が
　自然な眠りのキモ

☐ 泣きたいときは
　我慢せずに泣く

☐ ちょっとした運動や
　日光浴で体質改善

☐ 香りは記憶と
　強く結びついている

☐ 手軽なポーズが
　実は効果が大きい

『「人と話すのが疲れる」がなくなる　ストレス0の雑談』
井上智介（著）／SBクリエイティブ／2021

『どうしようもなく仕事が「しんどい」あなたへ　ストレス社会で「考えなくていいこと」リスト』
井上智介（著）／KADOKAWA／2021

『1万人超を救ったメンタル産業医の　職場の「しんどい」がスーッと消え去る大全』
井上智介（著）／大和出版／2019

『1万人超を救ったメンタル産業医の　職場での「自己肯定感」がグーンと上がる大全』
井上智介（著）／大和出版／2020

『臨床家のための対人関係療法入門ガイド』
水島広子（著）／創元社／2009

『自分でできる対人関係療法』
水島広子（著）／創元社／2004

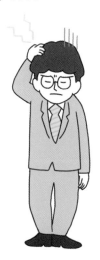

監修
井上 智介

関西在住の産業医、精神科医。赤ブチ眼鏡、金髪アフロがトレード
マーク。島根大学医学部を卒業後、内科、外科、救急科、皮膚科など
幅広い分野にてプライマリケアをさまざまな病院で学ぶ。現在は産業
医、精神科医、健診医の3つの役割を中心に活動しており、産業医と
して毎月約40社を訪問。ブログやSNS、講演会などで、「ラフな人生
をめざすこと」を発信している。近著『「人と話すのが疲れる」がな
くなる ストレス0の雑談』（SBクリエイティブ）ほか、著書多数。

STAFF

編集	木村伸司、山口大介（株式会社G.B.）
イラスト	しゅんぶん
執筆協力	内山慎太郎、金澤英恵
デザイン	山口喜秀（Q.design）
DTP	川口智之（シンカ製作所）

対人関係療法で
ストレスに負けない自分になる

2021年6月30日　初版第1刷発行

監修	井上 智介
	© 2021 Tomosuke Inoue
発行者	張 士洛
発行所	日本能率協会マネジメントセンター
	〒103-6009　東京都中央区日本橋 2-7-1　東京日本橋タワー
	TEL 03（6362）4339（編集）／ 03（6362）4558（販売）
	FAX 03（3272）8128（編集）／ 03（3272）8127（販売）
	https://www.jmam.co.jp/

印刷・製本　三松堂株式会社

ISBN　978-4-8207-2932-7　C0011
落丁・乱丁はおとりかえします。
PRINTED IN JAPAN